LETTRE

AUX MÉDECINS FRANÇAIS

SUR

L'HOMŒOPATHIE.

LYON, IMPRIMERIE DE RUSAND.

LETTRE

AUX MÉDECINS FRANÇAIS

SUR

L'HOMOEOPATHIE,

SUIVIE

DES MOYENS HOMŒOPATHIQUES

DE GUÉRIR LE CHOLÉRA ET DE S'EN PRÉSERVER ;

PAR LE COMTE S. DES GUIDI,

DOCTEUR EN MÉDECINE ET ÈS-SCIENCES, ANCIEN PROFESSEUR DE MATHÉMATI-
QUES A L'ÉCOLE CENTRALE DE L'ARDÈCHE, OFFICIER DE L'UNIVERSITÉ DE
FRANCE, INSPECTEUR DE L'ACADÉMIE DE LYON, MEMBRE DE L'ACADÉMIE
ROYALE DES SCIENCES ET BELLES-LETTRES DE NAPLES, DE CELLE DE
TURIN, DE L'ACADÉMIE PONTANIENNE DES DEUX-SICILES, ETC.

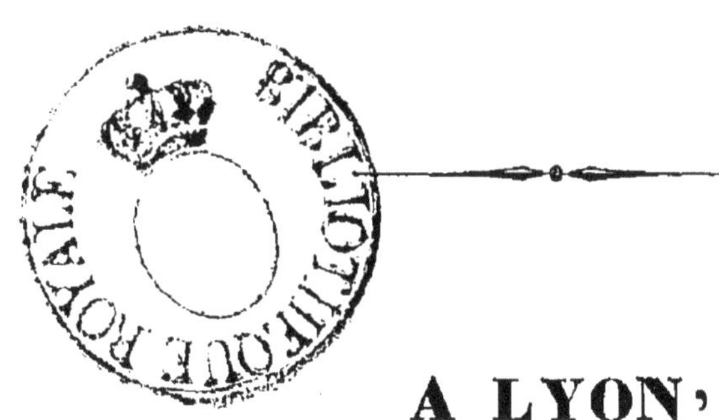

A LYON,

CHEZ M. P. RUSAND, IMPRIMEUR-LIBRAIRE ;

ET

CHEZ TOUS LES PRINCIPAUX LIBRAIRES DE FRANCE.

1832.

LETTRE

AUX

MÉDECINS FRANÇAIS.

> Alius porrò modus hìc est.
>
> Per similia morbus fit et per similia
> adhibita ex morbo sanantur.
>
> HIPP. *De locis in homine*, § 51.

MESSIEURS,

JE désire vivement appeler votre intérêt sur
une des plus importantes questions qui vous
aient jamais été soumises; mais inconnu de la
plupart d'entre vous, je sens le besoin d'acqué-
rir d'abord quelque droit à votre bienveillante
attention en plaçant ce que j'ai à vous dire sous
le patronage irrécusable d'un médecin qui

m'honora de son estime, et dont la belle re-
nommée est une partie de votre gloire, feu le
docteur Sainte-Marie. Me produire au nom du
praticien que la faculté de Lyon salua naguère
comme son prince, en lui rendant les derniers
honneurs, et par la bouche du savant Prunelle,
n'est-ce pas me présenter à vos yeux sous les
auspices mêmes de cette faculté toute entière,
de ce corps éclairé dont la réputation de sagesse
est partout si bien établie? Je citerai donc le
docteur Sainte-Marie, et même plus d'une fois;
mais aussi ne citerai-je guère que lui, en me
renfermant encore dans le plus modeste de ses
ouvrages, une simple préface, qui à elle seule,
il est vrai, vaut un grand et bon livre; assez
fort d'un tel appui, je me garderai de vous fati-
guer d'ailleurs d'une érudition aussi facile à
étaler, que peu nécessaire à mon but.

« Il est certain que nous guérissons quel-
« quefois en agissant dans le sens même de la
« nature, et en complétant par nos moyens
« l'effort salutaire qu'elle a entrepris, et qu'elle
« n'a pas la force d'achever. C'est ainsi que Ri-
« vière, à une époque où le quinquina n'était
« point connu, a guéri des fièvres ataxiques
« intermittentes soporeuses, en donnant de
« l'opium dans l'intervalle des accès. J. P. Frank

« rapporte une observation curieuse, relative
« à ce principe, et que je m'empresse de citer ici :
« Un homme de 40 ans était réduit au dernier
« degré de consomption par une diarrhée fort
« ancienne. Le malade écouta les propositions
« d'un empirique, qui lui fit prendre une pou-
« dre drastique, dont il cachait la composition.
« Une superpurgation des plus violentes en fut
« le résultat : le malade fut près de mourir, mais
« son dévoiement cessa par cette crise, et bientôt
« la santé se rétablit franchement et entièrement
« (de C. H. M. ; *Epitome. L. V. de profluviis,*
« *Diarrhœa*). A cette occasion Frank se demande
« si les drastiques seraient capables de guérir
« quelquefois les diarrhées. Un fait semblable
« s'est passé sous mes yeux en 1817. Un dessi-
« nateur de cette ville était consumé depuis dix
« mois par un cours de ventre, avec de légères
« coliques au moment des selles. Ni le régime
« le mieux réglé d'abord, ni ensuite la diète la
« plus sévère, ni les adoucissans, ni les anti-
« phlogistiques de toute espèce n'avaient pu le
« guérir. Il prit un jour, sans rien dire, une
« forte dose de sirop ou elixir de Leroy. Il vomit
« plusieurs fois , et fut horriblement purgé
« pendant 24 heures. On crut qu'il allait périr,
« tant il était faible et exténué. Mais cette crise

« terminée, la convalescence commença, elle
« fut rapide autant que complète.

« Le fait suivant me paraît encore se rappor-
« ter à cet ordre de considérations. Un empi-
« rique, aux environs de Lyon, s'est acquis
« depuis 1803 quelque célébrité dans le trai-
« tement de l'épilepsie.... Il n'exige son salaire
« que deux ans après le traitement, et lorsque
« la guérison paraît bien confirmée à tout le
« monde.... Son secret consiste en une poudre
« qu'il fait prendre le matin, et il oblige le ma-
« lade de garder le lit tout ce jour-là, dans la
« crainte, s'il restait levé, qu'il ne s'assommât; et
« en effet de nombreux et violens accès d'épi-
« lepsie ont lieu pendant 24 heures. Le malade
« se trouve le lendemain dans un affaiblisse-
« ment extrême, avec stupeur ou délire; là se
« termine le traitement et l'opération du re-
« mède. Le malade est exempt de son mal pour
« plusieurs années, quelquefois même pour
« toujours. Il est impossible que ces faits ne
« soient que d'heureux hasards; ils se rattachent
« indubitablement à quelque GRANDE LOI THÉ-
« RAPEUTIQUE que j'ai peut-être entrevue dans le
« principe ci-dessus établi, mais qui reste
« encore à mieux déterminer que je n'ai pu le
« faire. » (*Nouveau Formulaire médical et phar_*

maceutique, par Etienne Sainte-Marie. Paris et Lyon, février 1820. *Préface, page* 80.

Eh bien, Messieurs, cette loi reconnue à diverses époques de l'art, pressentie, entrevue, invoquée en quelque sorte par le docteur Sainte-Marie, cette GRANDE LOI THÉRAPEUTIQUE a été constatée, précisée, formulée par le docteur Samuel Hahnemann, c'est l'Homœopathie. Il en a fait avec bonheur d'innombrables applications, non par des supplices barbares et dangereux, comme ceux dont on vient de parler, mais par l'exaltation la plus légère du mal, et au moyen des remèdes les plus doux. Autour de lui s'est constituée, se propage et s'agrandit chaque jour une science nouvelle, une médecine toute entière qui justifie toujours mieux les prévisions de son fondateur, ouvre aux médecins une vaste carrière de brillans travaux, et promet à l'humanité d'incalculables bienfaits.

Ce serait sans doute avoir peu de chances à être écouté, que de parler d'une médecine nouvelle dans des temps ordinaires, c'est-à-dire quand d'honorables succès, ouvrage de votre zèle et de vos talens, vous font plus d'une fois pardonner à la médecine de l'école ses lacunes, ses incertitudes et ses erreurs, et vous dédommagent, au moins en partie, des douloureux mécomptes que vous devez trop souvent à l'imperfection de la science, à l'insuffisance de l'art. Mais l'invasion d'un mal qui a désolé une partie du continent, et qui en menace encore tout le reste, doit changer la disposition des esprits. Quand la faiblesse, pour ne pas dire la nullité de la médecine en faveur vous réduit à chercher partout de nouvelles lumières et de nouveaux moyens contre le choléra, ne puis-je espérer un instant d'attention en répondant à votre cri général et déchirant d'impuissance et de détresse, par le nom de l'homœopathie ? Comment rejeter sans examen les promesses d'une autre médecine, quand la vôtre fait si peu de chose dans la main des hommes qui en connaissent le mieux tous les secrets, et qui les emploient avec un zèle infatigable , un dé-voûment héroïque ? Qui donc, s'il ne sort de leurs voies, se flattera de marcher plus heureu-sement que les Broussais, les Recamier, les Magendie, les Marjolin ?

Hahnemann, cet illustre vieillard qui, à 77 ans, poursuit encore, avec un incroyable vigueur, sa longue carrière de travaux, est ce même Hahnemann à qui nous devons dès long-temps une préparation pharmaceutique très-importante. En liaison étroite avec Lavoisier et nos autres grands chimistes de l'époque, une belle place l'attendait au milieu d'eux ; mais c'est à l'art de guérir qu'il préféra dévouer ses jours, son génie et ses incroyables labeurs. La chimie n'avait pas besoin de deux Lavoisier, la médecine en attendait un. Hahnemann, honoré dès ses premiers pas de la confiance et de l'amitié de Quarin, fut chargé plus d'une fois de remplacer en ville ce professeur célèbre auprès de ses malades. Il fut aussi le disciple de prédilection de Wagner. C'est en 1790 qu'il commença cette série d'investigations expérimentales qui ont fondé la science nouvelle, et que rien jusqu'à ce jour ne lui a fait interrompre.

Ses découvertes, méprisées et persécutées d'abord comme toutes les grandes découvertes, puis insensiblement comprises, adoptées et propagées, règnent maintenant sur une école compacte et déjà nombreuse, en Allemagne, en Russie, en Suède, en Danemark, en Pologne, en Angleterre, en Italie et en Amérique. Les médecins de cette école donnent la plus grande publicité à leurs travaux, et aujourd'hui même, dans des pays de surveillance et de censure, au milieu des villes où ils résident, entourés d'antagonistes et de rivaux, et où ils ont combattu le choléra en présence de tant de témoins, ils proclament hautement et à l'unanimité leurs succès contre ce fléau. Leurs procédés curateurs ont été partout à peu près les mêmes, comme tracés d'avance avec un admirable bonheur dans le code de leur pratique, *la matière médicale pure de Hahnemann.*

Quelle est donc cette doctrine qui ose parler de succès en face des plus habiles médecins de l'Europe, convaincus d'impuissance; cette doctrine encore si étrangère à nos contrées ? Sans doute il n'est pas un de vous, Messieurs, qui ne prenne la peine de m'adresser cette question : Permettez - moi donc de consacrer quelques pages à vous répondre.

Je tâcherai surtout d'être clair. C'est dans les livres de Hahnemann et de ses disciples qu'on trouvera la science tout entière avec sa marche méthodique, son langage exact et ses démonstrations rigoureuses. Donner une idée très-générale de l'homœopathie, et faire sentir le besoin de s'en emparer au plus tôt et de l'approfondir, est l'unique but de cette lettre; y parvenir, mettrait le comble à mes vœux.

Deux faits généraux, et plus ou moins inattendus, dominent dans l'école nouvelle. Elle pense les avoir invinciblement établis par ses

millions d'expériences appuyées d'un très-grand
nombre d'observations de toutes les époques;
et elle déclare avoir déduit de ces mêmes faits
les conséquences pratiques les plus étendues
et les plus heureuses.

Voici le premier. La cure d'une maladie
n'est jamais exécutable qu'au moyen d'une
puissance morbifique apte à produire des symptômes semblables, et un peu plus forts. La
cause en est dans les lois éternelles et irrévoca-
bles de la nature qu'on a méconnues jusqu'à
présent (Organon, § XLIII.). D'où il résulte
que le remède qui guérira une maladie est
précisément celui qui, chez l'homme sain, a le
pouvoir d'en causer une semblable; que la guérison s'obtienne en épuisant le mal, en com-
plètant l'effort salutaire de la nature, comme
tendait à le penser Sainte-Marie, ou de toute
autre manière, c'est bien là certainement la
grande loi thérapeutique invoquée il y a 12 ans
par cet écrivain français.

C'est à la recherche de cette loi, c'est ensuite
pour la vérifier, la confirmer, et en tirer chaque
jour de nouveaux résultats pratiques, que
Hahnemann et ses courageux élèves ont, pendant des mois, des années et des lustres, fait sur
eux-mêmes, en état de santé, l'épreuve de plus

de 150 remèdes, dont le nombre s'accroît lentement, mais sans cesse.

Toute prévention devait tomber, ce nous semble, devant une école qui la seule, au milieu des jactances de toutes les écoles, s'avance en disant avec franchise : Mes agens sont encore peu nombreux; leur ensemble ne se complètera que par le concours des médecins ; que l'on y travaille donc avec ardeur : la mine est féconde, et les derniers venus peuvent être aisément les premiers.

Quelle doctrine s'avança jamais avec plus de modestie, et pourtant quelle doctrine appuya jamais les prétentions les plus exagérées sur autant d'expériences et de travaux ?

Une telle série d'investigations, fussent-elles unies par un principe illusoire, fussent-elles même encore sans application, serait-elle donc déjà tant à dédaigner pour notre matière médicale, si dépourvue d'exactitude et de rigueur dans sa pitoyable abondance? notre thérapeutique serait-elle sans espoir d'en tirer au moins plus tard quelque fruit? ou, par hasard, aurait-elle bien déjà l'orgueil de se croire achevée? Achevée! « La « thérapeutique n'est pas seulement une science « nouvelle, par l'espace immense qui s'ouvre « devant nous quand nous examinons les dé-

« couvertes à faire, et que l'état actuel des choses
« rend possibles ou présumables; cette considé-
« ration s'augmente encore de l'incertitude qui
« règne dans les règles déjà établies, et que nous
« avons la présomption de croire les plus fixes,
« les plus invariables, les plus infaillibles (S.
« M., *ibid.*, p. 21.).

Voici le second fait. En opposant à une maladie donnée le médicament reconnu capable
de la produire, Hahnemann vit bientôt qu'à nos
doses ordinaires il manquait souvent le but,
soit en ajoutant trop de mal au mal, soit en
provoquant des réactions assez fortes pour rejeter l'agent curateur sans lui laisser le temps de
produire son effet légitime, soit par toute autre
cause (car cette école sévère ne se paie pas de
conjectures). De là il fut conduit à penser que,
puisqu'il y avait specificité, analogie, conve-
nance élective entre les deux élémens à mettre
en présence, le remède et le mal, il était possible que ce rapport, dépendant bien plus, dans
le médicament, de sa nature que de sa masse,
en rendît encore suffisamment actives les moin-
dres portions, comme dans Spallanzani la
guttule spermatique de grenouille va, tant qu'elle
n'est pas altérée dans sa nature, se diviser à
l'infini pour féconder au large des millions de

millions d'œufs. Enfin de travaux en travaux, et quelle qu'ait été la route du génie, Hahnemann reconnut que c'était à une dose incroyablement petite que le remède homœopathique, préparé d'une manière spéciale, voulait être administré; et il publia bientôt des procédés certains et faciles qui permettent d'employer ainsi tout médicament par grain, par centième, par millième, millionième, décillionième de grain.

Tels sont, Messieurs, dans l'école homœopathique, les points fondamentaux auxquels se rallient avec une précision rigoureuse les développemens et les applications sans nombre dont s'enrichit à chaque instant cette école, au milieu de laquelle s'élève et domine toujours, comme un Jupiter olympien, le génie puissant qui l'a fondée.

Au lieu d'être une science toute expérimentale, si l'homœopathie n'était qu'un ingénieux tissu de l'imagination, elle aurait sans doute plus d'une fois commandé chez nous quelques instans de curiosité, par le nom, les anciens services et les immenses travaux de son inventeur, par le nombre toujours plus grand de ses disciples, et par les annonces non interrompues de leurs succès thérapeutiques et de leurs écrits ; on eût certainement aimé à voir de près quel fil d'araignée est capable de soutenir en l'air un pareil édifice, et d'animer tant de machines. Que si même, supposée vraie, l'homœopathie n'était encore au fond qu'une spéculation savante, étrangère à la pratique de l'art, l'esprit méditatif de plusieurs d'entre nous lui aurait sûrement consacré quelques momens de loisir; comment donc se fait-il qu'avec son triple caractère de spéculation profonde, de science positive, et de science éminemment pratique, elle nous soit encore complètement inconnue? Quels obstacles s'opposent à sa propagation parmi nous?

Les mêmes questions ont dû se reproduire souvent au sujet de toutes les grandes découvertes : nous n'avons pas la prétention de lutter contre la loi, salutaire peut-être, qui les condamne toutes à une période d'humiliations, de combats et d'épreuves ; mais le temps presse, le péril est imminent, la durée de cette épreuve ne pourrait-elle point s'abréger dans d'aussi graves circonstances? Combien il serait cruel pour nous tous, Messieurs, et que de reproches dans la postérité, si nous venions à reconnaître, un jour trop tard, que le moyen de triompher du choléra - morbus était sous notre oreiller, quand nous renvoyâmes au lendemain les *affai-*

res importantes! Au danger de perdre quelques heures, préférerons-nous la chance de ces regrets ?

Trois difficultés que nous allons apprécier s'offrent presque toujours à la pensée du médecin qui commence à entendre parler de l'homœopathie. Plus tard et mieux connue, elle s'attend sans doute à rencontrer d'autres obstacles, mais notre but n'est point ici de repousser les assauts qu'on n'a pas encore songé à lui livrer ; nous ne demandons que son examen, et nous nous bornons à affaiblir quelques-unes des causes qui le font écarter.

Le principe *similia similibus curantur*, qui, s'il était démontré, serait sans doute de première importance, vaut-il bien la peine d'être approfondi? A-t-il pour nous, dans l'état actuel de nos connaissances , quelques probabilités qui nous encouragent, ou tout au moins nous autorisent à ce travail ?

Non sans doute, si comme on l'a dit ingénieusement, et comme on le répète avec tant de goût, Hahnemann ne voit rien de plus sûr qu'un coup de hache pour guérir un coup de sabre, et s'il jette habilement du haut d'un balcon l'homme qui est tombé d'une fenêtre. Mais ce n'est pas là tout-à-fait le procédé de

Hahnemann, il a trop de bon sens pour avoir tant d'esprit (1).

Si donc le principe homœopathique, déduit d'expériences nombreuses, sévères, bien faciles à répéter, rallie d'ailleurs beaucoup de faits intéressans dont tous les médecins se sont occupés, dont ils ont souvent cherché la loi; si ce principe, quelque nouveau qu'il paraisse d'abord, est moins une création véritable que le développement, la promulgation d'une doctrine qui, même comme telle, existe de tout temps dans l'art, nous ne voyons pas comment le médecin éclairé pourrait se dispenser de l'examen dont il s'agit. Qu'on nous dise donc alors quel objet serait digne de son attention!

Deux méthodes thérapeutiques universelle_lement avouées, et pouvant se prêter, selon

---

(1) C'est un atome d'arnica que l'on joint ordinairement, dans ces exemples, au soin chirurgical qui peut être nécessaire. On emploie cette substance, parce qu'on s'est assuré qu'elle produit, chez l'homme sain, la plupart des symptômes dont les chutes, les commotions, les blessures sont accompagnées, et parce que mille traitemens ont établi qu'elle fait promptement disparaître ces symptômes chez ceux qui ont éprouvé de tels accidens. Ce qui est semblable n'est pas identique.

les circonstances, un mutuel appui, ont paru jusqu'à ce jour faire la principale force de l'art. L'une, la méthode révulsive, dérivative, remplace avantageusement un mal par un autre mal ; elle substitue des sueurs à une diarrhée, une diarrhée à une ophtalmie, une rubéfaction cutannée à une fluxion de poitrine, etc. ; quel que soit le résultat définitif de ces procédés, il nous suffit de reconnaître que par eux le mal est combattu au moyen d'un mal différent. C'est ce que Hahnemann appelle *Allopathie* (1).

L'autre méthode, la méthode directe, la méthode des contraires, attaque de front la maladie par une action contraire à la sienne, ou supposée telle, *contraria contrariis curantur;* elle fait de la sorte cesser la constipation par des purgatifs, certaines diarrhées par des astringens, l'insomnie par des narcotiques ; elle emploie le quinquina en lui attribuant une vertu contraire à la périodicité ; le mercure, en lui attribuant une force antisyphilitique ; etc. Cette méthode est celle que Hahnemann appelle *Antipathie.*

---

(1) L'usage donne généralement le nom d'Allopathes ou d'Allopathistes à tous les médecins qui ne sont pas Homœopathistes.

Or, à côté de ces deux méthodes, reines de la science et objet de tant d'efforts, de discussions et de recherches, il en existe de toute ancienneté une troisième qui entre bien évidemment dans le partage des travaux, sinon des honneurs attribués aux deux autres; il faut activer cet ulcère ou ce catarrhe pour le faire marcher, se dit-on tous les jours; il faut donner à cette maladie un certain degré d'acuité. Qui n'a vu dans les classiques, dans les mains de l'ignorance ou du hasard, comme dans la pratique des professeurs habiles, tantôt la rhubarbe, l'aloës guérir des diarrhées, tantôt des sueurs (dans la suette anglaise) céder à des sudorifiques, des vomissemens à des vomitifs, des accès comateux de fièvres pernicieuses à de l'opium? Paré enlève une dartre, Dupuytren un érysipèle, en y appliquant le vésicatoire. Nous savons tous quel parti on a pu tirer du poivre de Cubèbes contre des phlegmasies de la gorge et de l'urètre, etc. On s'étonne d'avoir vu réussir quelquefois dans la pratique des Browniens, ou dans les campagnes, de larges et ardens vésicatoires au commencement d'une inflammation pectorale, mis sur le côté, chez des hommes vigoureux, sans aucune saignée préalable : on s'en étonne, mais on convient du résultat ,

quelque funeste que soit le plus souvent ce
même procédé.

Des faits de ce genre sont nombreux et de
tous les jours, on les connaît, on les cite au
moins comme des exemples d'une témérité
quelquefois heureuse, on entrevoit qu'au milieu de leurs incertitudes et de leurs dangers
ils renferment une vérité importante, on tâche
même de les imiter avec circonspection, mais
en définitif on ne les rallie à rien de bien arrêté ;
ils sont comme une pierre d'attente, et for-
ment en quelque sorte une loi provisoire,
exceptionnelle, reconnue et admise plutôt que
promulguée dans l'art : le vulgaire des médecins n'y trouve que des anomalies, des cas sin-
guliers, mais les penseurs comprennent que
tant de faits pareils ne sauraient être *l'ouvrage
du hasard*, et ils sentent le besoin de les attribuer à quelque chose de plus élevé. Notre première citation du docteur Sainte-Marie donne
une idée assez exacte de l'espèce de perplexité
avec laquelle les vrais praticiens méditent sur
ces cas isolés, se demandent où en est la loi générale, et quelle place lui est réservée dans la
médecine. Malheureusement nulle forte tête
n'avait fait de cette loi un objet spécial de mé-
ditations et de recherches ; et la question,

riche dès long-temps des matériaux les plus propres à la résoudre, était neuve encore quand Hahnemann parut.

Occupé à traduire la matière médicale de Cullen, et rassasié jusqu'au dégoût des suppositions et des rêveries savantes qui s'y entassaient pour expliquer l'action des remèdes, il voulut essayer sur lui-même, en parfaite santé, le pouvoir du quinquina; à sa place nous eussions raisonné peut-être, et nous raisonnerions probablement encore, Hahnemann expérimenta.

Cette tentative n'était-elle pas sage, louable, de nature à être avouée par Hippocrate, Galien, Boeraahve, Sydenham, Baglivi, par tous les médecins de l'uuivers ? Et si de cette expérience il résulte un fait, quelque inattendu qu'il puisse être, ce fait avec les inductions et les autres faits auxquels il pourra conduire, n'est-il pas du domaine de la science, n'est-il pas autorisé à produire ses titres ?

Certes elle ne serait qu'une déraison abrutissante et barbare, la médecine rationnelle qui lui dénierait ce droit, et ce n'est pas ainsi, Messieurs, que vous la comprenez et que vous l'honorez; la vraie médecine rationnelle, celle que vous cultivez, celle que Hahnemann cultive

comme vous, la médecine de l'expérience et de
la raison ne peut proscrire aucun fait. Vous ap-
prouvez l'essai de Hahnemann, vous en acceptez
donc toutes les légitimes conséquences, quel-
qu'étranges qu'elles puissent vous paraître; vous
les acceptez, dussent-elles vous redire, ce que
vous ne savez que trop, ce que tous vos maîtres ne cessent de vous dire sur l'insuffisance
et l'inanité des théories en faveur, sur l'imperfection et la pauvreté de la thérapeutique, telle
que les siècles nous l'ont laissée jusqu'à ce jour.

Hahnemann reconnaît sur lui-même que le
quinquina a la vertu d'exciter une fièvre intermittente, analogue à celle qu'il guérit le mieux.
Ce résultat imprévu (1) le force à se rappeler

----

(1) Et pourtant même ce fait capital, dont Hahnemann seul a vu toute la portée, existait dans les tra-
ditions ou les archives de l'art. Sainte-Marie, étranger
aux travaux d'une école dont il ne paraît pas même
avoir en 1820 soupçonné l'existence, dit formellement:
« On administre des doses faibles de quinquina, des
« doses de quelques grains, pour rappeler une fièvre
« intermittente, imprudemment supprimée..... On
« essaie le sang, si je peux m'exprimer ainsi, par rap-
« port à la vérole, en excitant la diathèse vénérienne,
« lorsqu'elle est occulte et latente, par des doses bri-
« sées d'un sel mercuriel quelconque. »

(Ste-Marie, ibid. p. 39.)

que l'antisyphilitique par excellence a aussi la propriété de produire des symptômes syphiloïdes, et qu'une espèce de gale est occasionée par le soufre, antipsorique puissant.

Ce rapprochement sous une même loi des trois substances dont l'action salutaire donne à la médecine ses résultats les plus constans et les plus sûrs, devait-il en rester là ? vous en seriez-vous contentés vous-mêmes ? et Hahnemann pouvait-il se dispenser de rallier à ces trois premiers faits les faits nombreux dont nous venons de parler, et qui tous, comme le quinquina, le soufre, le mercure, offrent l'étonnant spectacle d'une vertu curatrice, attachée à une puissance analogue à celle du mal ? pouvait-il également oublier combien la vaccine a de ressemblance avec la variole qu'elle écarte ? Pouvait-il oublier que la force médicatrice, la force instinctuelle de conservation des êtres organisés se manifeste ordinairement par une augmentation du désordre, et que dans les affections guéries par la nature seule, c'est quand le mal touche à son plus haut point que la guérison commence ?

Tant de données imposaient rigoureusement à l'observateur l'obligation de chercher si les substances capables de produire un mal, n'étaient point aussi capables de guérir les maux qui lui ressemblent ; et la clinique de Hahnemann et de ses amis vint constater qu'en effet le cuivre, par exemple, qui donne des selles sanguinolentes et des convulsions, est tout-puissant contre de telles maladies ; que la coloquinte, la rhubarbe, le veratrum guérissent très-bien plusieurs espèces de dysenteries et de diarrhées ; que des atomes de cantharides éteignent des inflammations de vessie, etc. C'est dans le cours de ces expériences si neuves, si belles, si nécessaires à notre informe matière-médicale que, Hahnemann reconnaissant à la belladone, par lui-même et par d'anciennes observations, la propriété d'exciter chez l'homme sain des symptômes semblables à ceux de la scarlatine, dut espérer et put bientôt établir par des milliers de traitemens que la belladone était souveraine contre la scarlatine, même comme prophylactique. Cette découverte qui suffirait à une immortalité, et qui dès long-temps est adoptée en Allemagne par les praticiens de toutes les écoles, ne semble qu'un jeu au milieu des travaux étonnans et des découvertes sans nombre de cet homme prodigieux.

Une autre épreuve demandait que l'on vérifiât si les médicamens qui ont la vertu curative la plus constante, la mieux déterminée pourraient aussi donner à l'homme sain les affections dont ils délivrent le mieux l'homme malade; et l'on sut bientôt que la jusquiame, par exemple, l'assa-fœtida provoquent en effet des névroses semblables à celles dont elles triomphent le plus sûrement.

Fort de ses travaux, fort des travaux de la médecine de tous les lieux et de tous les âges, pouvait-il ne pas conclure que la méthode qui guérit par une augmentation du mal, qui guérit en assumant en quelque sorte à elle seule tout le fardeau du mal pour le laisser bientôt après retomber sans appui, que cette méthode anonyme, exceptionnelle, la mère de tant d'heureux hasards pour l'ignorant, l'objet des recherches et de la sollicitude habituelle des praticiens consommés, *l'homœopathie* enfin, était la méthode curative par excellence, la vraie force de l'art, qu'à elle l'honneur de tant de guérisons revendiquées jusqu'ici par la méthode des contraires, à elle l'espoir de rendre inutile tous les secours de la méthode dérivative, à elle la solution entière du problème proposé par Celse, et depuis si long-temps en vain : *Citò, tutò et jucundè !*

Qui de nous donc, Messieurs, placé près de

Hahnemann, suivant pas à pas le progrès de ses idées, se familiarisant chaque jour avec les faits nombreux que chaque jour révélait à l'infatigable expérimentateur, ne serait irrésistiblement arrivé aux mêmes conclusions que lui? Et parce que nous avons dormi, bercés de nos vieux rêves, pendant ces gigantesques labeurs, parce que la médecine a marché sans nous, nous ne la reconnaissons plus, nous ne voulons plus qu'elle soit la médecine, et nous avons le courage de nous demander si elle mérite un de nos regards?

Sans doute il est immense l'intervalle que Hahnemann vient de combler, mais faudra-t-il encore une fois jeter Colomb dans les fers, pour avoir franchi l'Atlantique d'une seule enjambée? N'est-ce qu'aux nains qu'il est permis de faire avancer la science? Et pourquoi d'ailleurs oublier que si le pas est grand, ce n'est pas en terre étrangère qu'il nous conduit? Nous connaissions déjà tous l'homœopathie bien avant que Hahnemann lui eût donné l'investiture, l'eût appelée par son nom. Aujourd'hui même le vomitif est employé à Paris, contre le vomissement du cholera, comme le sudorifique l'a été jadis contre les sueurs; le *dormitif*, contre l'endormissement; l'*épileptif*, contre l'épilepsie.

Qui nous empêche, en suivant cette même route où nous marchons depuis 4,000 ans, d'opposer le sédatif aux sédations, le convulsif aux convulsions, etc.? et nous voilà complètement homœopathistes sans sortir de chez nous. Toute la différence est que Hahnemann, un de nos confrères, a franchi d'un seul bond du génie, a rempli d'une seule vie d'homme l'espace qu'à notre allure ordinaire nous n'aurions peut-être parcouru que dans sept à huit siècles; à cette différence près, qui n'est pas un si grand malheur pour l'humanité et pour nous, Hahnemann est des nôtres, et nous sommes tous des siens.

Il serait honteux d'insister plus long-temps sur cette question : les faits qui ont jeté Hahnemann dans sa découverte sont si nombreux, ils sont tellement du domaine de la médecine Hippocratique, ils ont déjà éveillé la sollicitude de tant de nos penseurs, et Hahnemann lui-même a mis tant de soin à les recueillir, qu'au lieu de trouver l'homœopathie si étrangère à nos connaissances et à nos études, il faut s'étonner plutôt d'avoir vu passer à côté d'elle, sans la reconnaître, tant de siècles déjà si riches des faits qui pouvaient le mieux la produire au grand jour.

Concluons donc que tout médecin éclairé,

bien loin de trouver dans ses connaissances un motif qui lui interdise l'examen de l'homœopathie, s'y livrera au contraire avec d'autant plus d'empressement qu'il connaîtra mieux la médecine, son histoire, ses débats, ses lacunes et ses vœux.

Abordons une autre difficulté. L'on se demande si le pouvoir curateur, attribué par Hahnemann à des doses infinitésimales, est assez probable ou du moins assez possible pour que le médecin qui se respecte un peu ose voir autre chose, dans cette prétention, qu'une extravagance indigne d'examen ?

D'abord il serait injuste de mettre en comparaison les doses adoptées par les deux écoles, sans tenir compte de la quantité d'action que chacune de ces écoles en attend.

L'ancienne médecine administre ses remèdes ou pour créer simplement un trouble nouveau, diarrhée artificielle, vomissement, diaphorèse, etc.; ou pour combattre directement un mal actuel par des agens qu'elle lui juge opposés, la constipation par des purgatifs, l'aridité de la peau par des sudorifiques, etc. Elle a donc toujours un fait tout entier à produire, sans prédispositions qui la favorisent dans le premier cas, et malgré des prédipositions adverses, dans le second ; elle a donc toujours une grande ou une très-grande tâche à remplir ; et il peut être juste que ses doses se proportionnent à ses besoins.

L'homœopathie au contraire n'a que la modeste prétention d'élever d'un degré infinitésimal le désordre qui existe et qui lui offre, par cela même, la plus convenable des prédispositions : avec si peu à faire et avec des conditions organiques si avantageuses, il est juste aussi de lui accorder que ses doses puissent être proportionnées à ce qu'elle veut en obtenir ; il serait peu raisonnable de se formaliser en général de ses faibles doses, comme si elle en attendait plus d'action qu'elle ne le fait.

Ajoutons maintenant qu'il faut aussi mettre en ligne de compte le mode particulier de préparation des médicamens homœopatiques. On verra dans Hahnemann, et l'on pourra aisément constater par l'expérience, dès qu'on le voudra, l'étonnante énergie que ce mode de préparation développe dans la matière ; mais en attendant qu'on le veuille, rappelons quelques faits connus qui puissent nous disposer à regarder comme possible ce que les homœopathistes disent à cet égard. Plusieurs praticiens ont de tout temps mis beaucoup d'importance à

réduire certains médicamens, les antimoniaux,
par exemple, en poudre d'une extrême té-
nuité; on se rappelle qu'on a préconisé, en Angleterre spécialement, l'emploi d'un quinquina,
qui ne différait de tout autre qu'en ce qu'il
était tellement pulvérisé, tellement alcoholisé,
que la pointe humectée d'un couteau enle-
vait assez de cette poudre pour détruire une
fièvre intermittente. Des faits de ce genre, anciens, nombreux et bien connus, sont communément trop délaissés, trop peu approfondis;
mais le médecin qui les a ainsi négligés est-il en
droit de nier d'avance tout le parti qu'en auraient
pu tirer ceux qui en auraient fait une étude spéciale? Nous nous bornons à signaler cette injus-
tice, et nous laissons parler à notre place le
praticien qu'on ne refusera certainement pas
d'entendre sur une question qui ne peut être
ici qu'effleurée : « Je parlerai d'abord d'un effet
« singulier et à peine observé, quoiqu'il arrive
« tous les jours; c'est l'accroissement d'activité
« qu'acquièrent certaines substances quand
« elles sont mêlées à l'eau dans de certaines pro-
« portions. Ce liquide, loin d'énerver leur vertu,
« comme on est d'abord porté à le croire, ne
« fait que la développer. Serait-ce en délayant le
« principe actif, en le rendant plus pénétrant,

« en le faisant arriver par un véhicule subtil à
« un plus grand nombre de parties et de tissus
« auxquels il ne parviendrait pas sans cette cir-
« constance? Cullen avait déjà remarqué que les
« veaux sont mieux nourris et engraissent plus
« facilement, quand on coupe le lait dont on les
« alimente avec une partie égale d'eau, que
« quand on le leur donne pur. J'ai plusieurs fois
« éprouvé sur moi qu'une quantité donnée de vin,
« capable de produire un léger degré d'ivresse,
« amène plus promptement cet état, quand je
« la prends mêlée avec autant d'eau que sans ce
« mélange... Plusieurs personnes, bien capables
« de s'observer avec intelligence, m'ont assuré
« qu'elles étaient plus stimulées par une tasse de
« café prise avec autant ou même deux fois
« autant de lait, que par une tasse de café pur
« (*ibid.*, *p.* 56.). »

Examinons maintenant, et d'une manière
très-générale, jusqu'à quel point ce que nous
savons peut nous empêcher de croire à la puissance de doses bien plus petites que les nôtres,
et nous autorise à rejeter sans l'entendre tout
ce qu'on aurait à nous dire sur cette puissance.

Est-ce dans les faits que nous voyons tous
les jours, ou est-ce dans les faits fondamentaux,
dans les principes, dans l'esprit de la science

médicale que nous trouverons de quoi con-
vaincre *à priori* ces doses d'impuissance ?

Loin d'être ainsi traitées par les faits qui rem-
plissent nos annales, ces doses reconnaissent
au contraire parmi eux d'innombrables antécédens, bien plus propres à nous disposer en
faveur de la force dont Hahnemann les croit
animées, qu'à nous prévenir contre elle.

Il n'y a point de cours de physique élémentaire qui n'ait commencé en nous prouvant
l'extrême divisibilité de la matière, par l'exemple de cet éternel grain de musc, pouvant
sans s'apauvrir remplir de son odeur des es-
paces et des temps illimités. Dans ce lieu com-
mun de l'école ce n'est pas la faute du fait, si
nous n'avons jamais guères songé à y voir
autre chose que la démonstration d'une propriété des corps, tandis qu'il nous signalait
d'une manière frappante une loi physiologique
de la plus grande fécondité. Non, l'odeur du
musc, de l'ambre ou de la jonquille, n'est pas
seulement de la matière étendue, c'est encore
une puissance qui agit fortement et profondé-
ment sur l'organisme : ici elle se borne, il est
vrai, mais ce n'est déjà pas peu de chose, à
causer une perception plus ou moins vive et
durable; là elle amène des défaillances, ailleurs

des vomissemens, des insomnies, des vertiges, des avortemens, ailleurs elle peut même éteindre la vie. Tout cela ne nous mettait-il point sur la voie des doses infinitésimales ?

Je sais que de telles odeurs, flagrantes, éthérées, paraissant agir spécialement sur le cerveau, porter au cœur, s'adresser en quelque sorte directement à l'âme, on a pu s'habituer insensiblement à ne les considérer que comme une espèce de puissance métaphysique où l'odeur était tout, et la matière rien : puissance dont on n'osait conclure à celle que, sous toute autre forme, des atomes si rares pourraient posséder; il faut si peu, se disait-on peut-être, pour bouleverser l'économie, en agissant sur le cerveau! Un chatouillement, une parole, un regard, une surprise ont ce pouvoir; comment des odeurs si pénétrantes ne l'auraient-elles pas, la matière qui les transporte fût-elle mille fois plus atténuée ? Mais arrêter une hémorragie, résoudre un phlegmon, couper une fièvre quarte, oh! ceci est bien différent : la matière joue un si grand rôle dans ces troubles corporels et subalternes, que pour exercer sur eux quelque influence, il faut nécessairement employer beaucoup de matière.

En face de la logique sévère, du langage ri-

goureux et précis que se sont enfin créés la physique, la chimie, presque toutes les sciences, il
reste tant d'ambiguïté dans les ratiocinations,
tant d'inexactitudes et de métaphores dans la
langue versatile et vague des médecins, que
nous sommes en droit de leur prêter un tel
discours, seul moyen de comprendre comment,
depuis tant de siècles, ils n'ont guère songé à
voir que des atomes éparpillés dans cette odeur
classique du musc, au lieu de l'envisager spécialement sous le rapport de la haute puissance dont ces atomes sont investis, et de
poursuivre ce fait dans tous les développemens,
toutes les applications dont il était susceptible.
Des odeurs non céphaliques et d'un effet plus
substantiel, s'il faut parler ce langage, leur
donnaient au reste la même leçon, et ils n'en
ont pas mieux profité. Ici c'est la manne ou le
séné dont l'odeur devient purgative, là c'est le
camphre qui, de la même manière combat l'influence pernicieuse d'un vésicatoire sur les voies
urinaires : n'importe, a-t-il fallu dire encore, ce
sont des anomalies, des faits bizarres dont on
ne saurait rien tirer : c'est d'ailleurs sans doute
aussi par l'entremise du cerveau, par le dégoût
ou le bien-être, excité dans le centre sensitif,
qu'ont lieu de tels résultats. Ainsi c'est toujours

l'odeur et jamais la matière odorante dont on s'occupe, c'est toujours cette bienheureuse membrane pituitaire qui est investie du plus étonnant, du plus exclusif des priviléges, à la honte de ces innombrables papilles nerveuses qui se déploient dans tous les tissus, y portent une sensibilité si exquise et ont à y remplir des fonctions si délicates, si subtiles et si variées.

Eh bien! quittons les odeurs, puisque malgré la fréquence, l'énergie et la diversité de leurs phénomènes, elles ne peuvent à aucun prix vous mettre sur la route. Quittons-les, ne flairez pas cette essence de térébenthine, bornez-vous à la toucher du petit doigt, en détournant la tête, et bientôt l'une de vos fonctions les plus subalternes, les plus matérielles, attestera le pouvoir des atomes qui ont agi dans ce faible contact; vous voilà tout-à-fait en dehors des odeurs, en face de l'énergie des doses infinité-simales; avancez maintenant, il ne tient qu'à vous : d'innombrables faits sont encore à vos portes pour vous diriger et vous soutenir : ces faits sont vieux comme le monde, ce n'est point Hahnemann qui les a créés. Quelle quantité de matière est versée par une branche de delphinium dans la main, qui, pour l'avoir seulement cueillie, est bientôt en proie à des convulsions

douloureuses ? Qu'emporte le formidable contact du rhus toxicodendron ? où est le minimum
de la dose vaccinale, de cette dose qui triom-
phera toute une vie, et avec un seul bouton
d'une puissance capable d'en produire des
milliers et d'éteindre l'existence ? où est le
minimum du virus rabien, du venin conservé
par la dent brisée et long-temps desséchée d'un
reptile? du poison de la flèche éternellement
mortelle d'un sauvage ? où sont vos balances
pour peser ce souffle du marécage qui renverse
les armées et ravage les provinces?

Puisez à d'autres sources, elles ne vous man-
queront pas : le peuple, quelquefois si sage et
si vrai, témoin les combats qu'il a constamment soutenus pour avoir enfin raison des
savans dédains de nos académies, au sujet des
pierres tombées du ciel (c'est le nom que leur
avait donné l'inventeur, et que, pour l'honneur de la science, il a bien fallu faire disparaître) : le peuple a de tous temps mis un
bâton de soufre dans l'abreuvoir des animaux
domestiques malades, et la science n'a pas osé
proclamer la nullité complète d'une telle
médication. Le peuple a gardé l'habitude de
rendre vermifuge l'eau de fontaine, en la
faisant bouillir avec quelques globules de mer-

cure, consacrés dans les familles à cet usage héréditaire; et une foule de praticiens distingués, d'auteurs de matière médicale, ont conseillé l'emploi de ce moyen. Que dirons-nous de ces eaux minérales qui, avec des atomes de sel neutre, constatés à grand'peine par la chimie, ont plus d'effets diurétiques et laxatifs que les mêmes sels donnés par nous à pleines mains?

Si la Médecine en corps n'a pas assez considéré tous ces faits, si elle n'a pas vu tout le parti qu'en les étudiant, en les généralisant, elle pourrait en tirer, il est pourtant juste de dire que les médecins ne se sont pas tous laissé dominer par les doses banales de nos répertoires, une ou deux onces, un ou deux gros, un ou deux grains, singulier lit de Procuste, auquel semblaient devoir s'accommoder toutes les susceptibilités vitales. Beaucoup de praticiens en effet ont employé, par exemple, des doses bien inférieures à celles qui sont communément avouées par la science; plusieurs, après avoir long-temps opposé quelques onces de quinquina aux fièvres intermittentes, finissent par les couper tout aussi bien avec un ou deux gros. On donne le sulfate de quinine à six ou huit grains, et bien souvent deux grains suffisent. Le sublimé est quelquefois administré par quarantièmes ou cinquantièmes de grains, contre des syphilis invétérées; ne faites-vous pas quelquefois vomir avec le quart d'une pastille qui ne renferme qu'un vingtième de grain d'ipécacuanha ? n'a-t-on pas fractionné l'opium, la belladone, l'aconit, par vingtièmes et trentièmes de grain? De tels exemples sont réels et nombreux; ils attestent que si rien n'est arrêté quant à la limite des doses, beaucoup de médecins cherchent à la faire reculer, tantôt sur un point, tantôt sur l'autre; que c'est un besoin senti, une route ouverte, et que si, au milieu de toutes ces tentatives isolées, imparfaites, un homme fort se présente après avoir élaboré la question pendant 40 ans, nous sommes assez avancés là-dessus pour l'écouter avec respect et comprendre combien ses travaux peuvent nous être utiles.

Mais quand tous ces antécédens nous manqueraient à la fois, ne suffirait-il pas des expériences de Spallanzani sur la diffusibilité du sperme de grenouille, pour nous forcer à ne rien voir d'incroyable dans la puissance des doses homœopathiques ? Sous les yeux de cet incomparable observateur, la liqueur fécondante, étendue d'eau, a pu se diviser sans rien perdre

de sa vertu, au point qu'il n'y avait guère
qu'un trillionième de grain de sperme dans la
guttule, dont le contact fécondait un œuf (1).
Pourquoi la vertu dormitive de telle substance, la vertu fébrifuge de telle autre, aussi
mystérieuses, aussi incompréhensibles dans
leur essence que la vertu fécondante d'un
fluide animal, et dirigées comme elle vers les
forces vitales, non moins mystérieuses, ne
pourraient-elles pas obéir à la même loi? N'est-ce
pas là du moins la pensée de Spallanzani lorsque, portant sur la question son regard d'aigle,
il invite les observateurs à poursuivre la route
qu'il vient d'ouvrir, et s'écrie comme par une
admirable prévision des découvertes de Hahnemann : «Oltre alla luce che spanderebbero sull'
« oscuro divisato problema, non v'ha dubbio
« chè fossero, per *rischiarire altri punti diversi*
« *del mondo animale ?* »

Arrêtons-nous : des faits incontestables,
dans la nature, dans l'art, dans les usages vul-

---

(1) Que serait-ce donc, et jusqu'où cette dose pourrait-elle se réduire encore si la susceptibilité s'exaltait
accidentellement dans l'œuf, d'une manière indéfinie,
comme dans l'homme malade ?

gaires se pressent en foule autour du médecin éclairé, pour lui faire concevoir la puissance des plus faibles doses de médicamens, et l'engager de la manière la plus instante à donner toute son attention à la doctrine qui les propose.

Est-ce donc au-dessus de tous ces faits, dans des faits plus élevés, plus dominans, dans ceux qui constituent les principes et font le génie de la science que se trouvera tracée *à priori*, pour le médecin qui se respecte un peu, la condamnation de ces doses? bien moins encore. La médecine est la science de la vie; eh, grand Dieu! savons-nous donc déjà assez bien ce que c'est que la vie, pour oser dire que les forces capables d'agir sur elle doivent être nécessairement lestées de tant de livres, de tant d'onces, de tant de grains de matière? La vie! Eh! ne sont-ce pas au contraire les puissances impondérables, un geste, un regard, un son de voix, un rayon de calorique ou de lumière, un courant d'électricité qui la soumettent le plus énergiquement à leur empire? La vie! voyez donc combien peu de matière elle vous demande quelquefois, même dans sa fonction la plus étroitement, la plus servilement enchaînée à la matière, la nutrition : cet homme succombe de lassitude et de faim, il faut absolument que le

repos et une alimentation copieuse réparent ses
pertes énormes, recomposent ses organes des-
séchés et apauvris; eh bien! une seule bouchée
de pain, un morceau de sucre, une cuillerée de
vin, un véritable atome alimentaire, si on le
compare aux besoins de la circonstance, va
soulever instantanément pour une marche
de quelques heures encore, ces masses défail-
lantes, et gonfler d'un souffle de vigueur cette
vaste machine délabrée et tombant en ruines.

La vie! Nous ne la confions plus, il est vrai,
à des leviers à des câbles, des coins et des
poulies, mais par combien de réminiscences
barbares ces théories boerhaaviennes n'in-
fluent-elles pas encore, habituellement et à
notre insçu, sur nos idées! Parce que nous
voyons des organes tendus, déformés, appe-
santis, il nous semble impossible de soustraire
la vie souffrante aux masses de matière qui
l'accablent, sans de copieuses évacuations, ou
sans lui donner, dans ses combats, des auxi-
liaires pondérables et massifs contre un ennemi
si matériellement commensurable. Mais regardons de plus près, cherchons la vie telle que
nous la concevons réellement, cherchons la
source vitale de tous ces désordres dans cette
pulpe élémentaire où elle réside; c'est là qu'est

le mal; ce n'est pas une hache ou une massue, c'est la plus fine de vos aiguilles qui pourra l'y atteindre, cantonné qu'il est entre deux atomes. La matière de quelques grains de quinine, auprès du vaste appareil, auprès du formidable vêtement dont s'enveloppe la vie dans un accès de fièvre pernicieuse, est-elle autre chose que cette aiguille? et sera-t-on si coupable à vos yeux, parce qu'on en aura aiguisé pour vous de bien plus fines encore?

Tous les médecins reconnaissent que les médicamens ne peuvent agir qu'en raison des susceptibilités vitales auxquelles ils ont affaire, quelles que soient les masses de matière qu'il est question d'ébranler, de remuer, de dissoudre; tous conviennent que l'échelle des susceptibilités vitales est encore très-incertaine et à peine ébauchée. Des observateurs, d'Italie surtout, sont venus allonger cette échelle par un bout, en guérissant des maladies mortelles avec des doses incroyables de poison. Les écoles, d'abord, indignées de tant d'audace, n'ont pas tardé cependant à voir qu'il n'y avait rien là que de très-conforme à leurs notions de la vie et des lois générales de la thérapeutique, que c'était simplement une application nouvelle et peu attendue des principes universellement admis. A leur tour, d'autres médecins d'Allemagne viennent d'allonger l'échelle par l'autre bout, ils nous avertissent que l'agent le plus faible peut n'être pas toujours faible, grâce à cette variété des aptitudes vitales qui veut que le poison ne soit pas toujours poison.

Au fond tout cela n'est-il pas de la plus vieille, de la plus constante médecine ? Et si, parce que nous n'y avions pas encore songé, une application de nos maximes les plus certaines et les moins contestées nous démonte et nous étonne, une telle inconséquence de notre part n'étonnera-t-elle pas nos neveux bien davantage ? Comprendront-ils que nous ayons pu nous cramponner si long-temps à ces limites vulgaires, qu'au nom de la médecine rationnelle, la routine la moins raisonnée défend aux doses de franchir, et continue à accabler misérablement sous des chaînes matérielles si étroites et si pesantes ces sublimes idées de la vie que nous avons admirées tant de fois avec Hippocrate, Vanhelmont, Stahl, Barthez, Bordeu, Bichat?

Concluons, en reconnaissant que l'exiguité des doses homœopathiques, eu égard surtout à ce qu'elles ont à faire et au mode de préparation qui les élabore, n'a rien que de très-conforme à un très-grand nombre de faits enregistrés par les médecins de tous les temps, et aux principes les plus sages de la science. Ce n'est pas avec de l'astrologie, ce n'est pas même avec de la chimie, de la mécanique ou de l'algèbre que Hahnemann, un de nos confrères, vient agrandir la science dont il s'est nourri comme nous tous : c'est avec de la bonne et véritable médecine, pas davantage ; c'est avec les instrumens dont nous nous servons tous comme lui, que de la mine ténébreuse où il travaille avec nous il a tiré des trésors ; il a fait ce que nous faisons tous, seulement il s'est dit, et il nous a crié : *Regardons de plus près, allons plus loin !*

Médecins qui vous respectez un peu, qui respectez la science et l'humanité : médecins que les peuples jugent comme ils jugent leurs prêtres et leurs rois, répudierez-vous long-temps encore l'héritage d'un nouveau monde que vient de conquérir un de vos frères, sous votre pavillon ?

Mais une autre difficulté se présente : est-il possible, dira-t-on, qu'une doctrine éclose en 1790, et à peine soupçonnée chez nous en 1832, soit digne de la moindre attention ?

Si nous ne connaissons pas une découverte faite chez nos voisins depuis long-temps, il n'y a certes pas là de quoi nous vanter, bien moins encore de quoi y trouver un titre d'accusation contre elle : *nemini patrocinetur iniquitas sua.* Pendant plus de 5o ans nous n'avons guère connu Goëthe que comme auteur de Werther, qu'est-ce que cela prouve contre Goëthe ? Lorsque de Villers vint nommer Kant à nos philosophes ébahis, et madame de Staël nous révéler un monde entier dans cette Allemagne si nouvelle pour nous, bien que remplie de nos armées et visitée en tous sens par les Daru, les Percy, les Cadet, les Ségur, avons-nous dit à de Villers et à Mme de Staël : Il y a long-temps que toutes ces choses nous seraient connues si elles valaient la peine de l'être ? Avons-nous fait le même accueil au docteur Gall, quand il vint protester en personne contre nos dénis de justice, à Paris même où, sans ce voyage, il serait peut-être encore sifflé sur nos tréteaux ?

Mais tâchons de prendre au sérieux la question, dès que nous sommes fondés à croire qu'elle a été soulevée très-sérieusement. Une découverte si extraordinaire et si importante n'aurait-elle pas depuis 4o ans fait déjà le tour du monde, si elle était vraie ? Eh ! d'où venez-vous donc, bonnes âmes qui pensez que le salutaire et le beau n'ont qu'à se montrer sur la terre pour avoir partout des autels ? Ouvrez les yeux, et vous verrez avec quelle peine se fait accepter, avec quelle lenteur s'introduit la chose du monde la plus utile, la plus positivement, la plus immédiatement utile. Pour naturaliser la pomme de terre en France, n'a-t-il pas fallu à Parmentier tout l'ascendant d'un homme supérieur, toute l'adresse d'un courtisan, toute la patience d'un prédestiné ? Evaluez la puissance des intérêts, des habitudes et des idées qui parlent contre une innovation, même à ceux qui ont le plus de motifs pour l'adopter; calculez les mille résistances que lui susciteront ceux qui ont, ou croient avoir à la craindre; et vous comprendrez pourquoi tant d'excellentes choses vont si lentement, ou ne vont pas du tout, pourquoi, par exemple, l'éducation populaire, les salles d'asile, et cent autres institutions de nécessité universellement reconnue sont chez nous encore si loin de ce qu'elles devraient être. —Oh! à la bonne heure pour des intérêts de ce genre; mais quand il s'agit de l'existence même, le triomphe de la vérité ne saurait se faire attendre; on y regarde à deux fois avant de la repousser. — Pas davantage : la vaccination est encore scandaleusement négligée par bien des mères, malgré les constans efforts des philanthropes et des médecins, malgré les placards et les primes du gouvernement, malgré les sommations terribles que la variole vient par intervalles signifier elle-même à tant d'aveugles familles. Il existe beaucoup de mines où, au risque des plus funestes détonations, l'on dédaigne encore cette lampe de Davy, qui ne coûte rien et que l'Angleterre a si noblement, si magnifiquement payée. Les fumigations guitonniennes, annoncées jadis et recommandées avec éclat par le ministère, sont restées dès-lors et plus de 3o ans dans l'oubli, jusqu'au moment où C. Smith, en les employant dans la marine anglaise, nous rappela nos droits à cette découverte et nous la fit généralement utiliser. Ce ne sont ni les médecins, ni les prédicateurs qui ont fait tomber l'usage meurtrier des corps à baleines, c'est tout au plus J.-J. Rousseau et Bernardin de Saint-Pierre; peut-être est-ce tout simplement une autre mode qui valut mieux, et pouvait valoir moins que celle dont elle prit la place. Dans tout cela pourtant il y va de la vie, mais a-t-on le loisir d'y songer ?

Si toutefois on n'immole que trop facilement aux plus légères convenances, aux plus frivoles habitudes les intérêts de la vie, ces intérêts ne laissent pas, en temps et lieu, d'être aussi une puissance qui se fait plus d'une fois sérieusement écouter. Nous nous hâtons d'autant plus de reconnaître cette puissance, qu'elle a été jusqu'ici presque la seule qui ait parlé chez nous en faveur de l'homœopathie. Ce n'est guère par ses immenses travaux, son génie, ses longues et pénibles études, que la nouvelle doctrine commande l'attention; ce n'est pas même par les incalculables économies qu'elle promet. De tels titres ne s'adressent qu'aux savans, et les savans sont occupés ailleurs; c'est tout simplement par les services plébéiens qu'elle rend aux infortunés de tous les rangs, c'est par les guérisons dont elle s'environne, que l'homœopathie se fait jour; ce sont les applaudissemens de la foule et le cri de la reconnaissance publique qui lui ouvrent un passage, et protégent sa marche dans la route encombrée où elle s'avance avec lenteur; c'est à force de bienfaits qu'elle gagne chaque jour un peu de place pour y faire germer des bienfaits nouveaux.

Mais vous savez bien, Messieurs, que de nombreuses populations n'ont pas fait avancer d'une toise au-delà de leurs frontières cette vaccine, dont pendant des siècles elles ont recueilli les bienfaits ; cette vaccine que la main seule de Ienner a si promptement semée sur les deux mondes. Quelque glorieuse, quelque forte que soit donc l'homœopathie des bénédictions des peuples, c'est du suffrage médical qu'elle a surtout besoin ; les médecins peuvent seuls lui donner son entier développement, seuls la faire servir au bien général de la manière la plus solide et la plus étendue, seuls enfin contre-signer ses lettres de naturalisation; or des services rendus aux malades, des succès populaires ne sont pas toujours le plus court chemin pour arriver à ce suffrage.

Nous nous garderons bien, Messieurs, d'établir une différence entre ce qui est utile au malade et ce qui est utile au médecin ; nous estimons trop le noble corps auquel nous avons l'honneur d'appartenir, pour ne pas être persuadés qu'en général tout ce qui est avantageux aux malades est regardé par le médecin comme lui étant avantageux à lui-même ; oui, mais la nature, ou plutôt l'infirmité de l'homme a aussi ses lois, qu'il ne nous est pas possible non plus de méconnaître ; elles semblent éternelles, elles se reproduisent à toutes les époques de l'art, de tous les arts, de toutes les choses d'ici-bas; c'est en vertu de ces lois qu'une innovation médicale, loin d'avancer en proportion de son utilité et de ses succès populaires, trouve plutôt en eux des causes capables, dans certaines limites, de retarder sa marche.

Tant qu'une innovation de ce genre n'arrive point dans un arrondissement quelconque, académie, capitale ou village, par ses notabilités avouées, celui qui la présente au public, inventeur ou propagateur, attire à peu près constamment sur elle ce premier degré de défaveur qui, souvent à notre insçu, nous éloigne de ce qui vient d'un de nos émules ou de nos inférieurs. Le professeur Pinel ne parlait jamais, dans sa clinique, de la percussion pectorale; ses élèves ne l'employaient jamais, du moins en sa présence; et pourquoi? parce que Corvisard s'était fort occupé, comme on sait, de ce moyen de séméiotique. Si le vénérable et bon Pinel ne fut pas à l'abri d'une telle faiblesse, qui de nous osera s'en croire entièrement exempt? Pinel, à son tour, n'a guère été cité par Corvisard ou Portal; Corvisard, Pinel et tant d'autres n'ont pas apprécié l'ouvrage des phlegmasies chroniques de Broussais; Chaussier n'a guère parlé de Bichat vivant, qu'avec un sourire; et qu'en disaient alors Richerand et Alibert? c'est de l'histoire. Quittez

les hauteurs de la science, arrivez par étage
dans le plus humble des hameaux, vous retrou-
verez partout la même loi, et vous en conclurez
que l'homœopathiste qui se présente avec une
doctrine et une pratique si nouvelles ne peut
échapper au moins, quels que soient ses avantages, à ce premier degré de défaveur; que sera-
ce donc si, encore isolé parmi les médecins, il
se trouve bientôt environné de succès, accablé
de cliens? J'en appelle à la conscience de tous
et à l'histoire universelle, tant de bonheur
n'importunera-t-il point de nombreuses susceptibilités, n'éveillera-t-il même pas trop souvent des passions peu généreuses, sur lesquelles
il serait triste pour nous d'insister? Mais si la
chose allait plus loin, si l'homœopathie finissait
par inspirer au public un grand intérêt, par ré-
gner sur l'opinion de ce public formé, au bout
du compte, de toutes les capacités sociales,
n'est-il pas à peu près inévitable que plus d'un
médecin jeté avec violence par le flot populaire vers cette homœopathie, dédaignée d'a-
bord et désormais odieuse, ne s'abandonne
pour long-temps peut-être à l'opposition bru-
tale, à l'aveugle haine d'un orgueil profondé-
ment ulcéré ?

Ne croyez pas, Messieurs, reconnaître dans

ce langage quelques misérables récriminations personnelles dont j'aurais ici l'indiscrétion de vous entretenir; non, je parle de la manière la plus générale, j'ose presque dire la plus absolue, je raconte ce qui est toujours arrivé, ce qui arrive nécessairement et qui, selon toute apparence, arrivera long-temps encore. Il est bien peu de nos meilleurs livres où vous ne trouviez des plaintes amères à cet égard, dans le corps de l'ouvrage, dans la préface, ou tout au moins dans quelques notes. Si donc à l'époque où ils ont paru sur la scène, les Hervey, les Bordeu, les Bichat, les Desaut, les Baumes, les Barthez, les Dumas et tant d'autres se sont attiré des marques de dépit, des oppositions sourdes, des hostilités patentes ou de cruelles persécutions, malgré leur supériorité relative, ou plutôt à cause d'elle; si leur nom est sorti si tard, ou n'est jamais sorti de la bouche de leurs condisciples se croyant leurs égaux, de leurs aînés se croyant leurs maîtres, de quel droit penseriez-vous que l'homœopathiste sera mieux traité dans le cercle grand ou petit qu'il aura choisi (1) ?

____

(1) Sans doute qu'au milieu de tous ces obtacles l'utile

Les médecins physiologistes (c'est ainsi qu'ils se sont nommés) peuvent emboucher, au sein de Paris, toutes les trompettes ; les hôpitaux, les presses et les amphithéâtres dont ils disposent leur donnent tous les moyens de produire au grand jour ce qu'ils croient salutaire ; et cependant, ne viennent-ils pas de proclamer par la bouche de leur chef que leur doctrine est loin d'être dominante autour d'eux ? Et quel est ce chef ? Un homme supérieur, praticien consommé, écrivain habile, orateur entraînant, consciencieux, chéri des nombreux auditeurs qui l'entourent depuis seize ans. Médecins physiologistes, fondés ou non dans vos prétentions, vous du moins, vous êtes convaincus que la meilleure médecine, celle qui de bien loin guérit le mieux, ne s'établit pas très-vite chez les médecins, même quand elle est appuyée de tout ce qui peut assurer son règne : ce n'est donc pas vous qui direz à l'ho-

---

et le vrai ne restent pas non plus sans défense. Il y a certainement des intérêts et des passions qui s'armeront en leur faveur ; aussi ne disons-nous pas que le triomphe de l'utile et du vrai puisse jamais être douteux, mais seulement qu'il y a de bonnes raisons pour ne pas y compter de si tôt.

4.

mœopathie : *Tu n'as pas encore fait le tour du globe, donc tu n'es rien !*

Vous ne le lui direz pas non plus, médecins de toutes les doctrines et de toutes les opinions, à la ville comme au village, car chacun de vous aussi présente inutilement à ses émules, à ses voisins, à ses amis, une théorie, un procédé, une idée, ou tout au moins une formule que bien ou mal il croit de grande importance, et qu'il a la douleur de ne pas voir adopter : qui donc restera sur le terrein pour jeter cette pierre à l'homœopathie? Celui-là seul qui, n'ayant jamais rien proposé d'utile, a la bonne foi d'en être convaincu. Or ce n'est pas à celui-là que nous devons une réponse.

Mais après tout, pourquoi justifier de si loin la tardive arrivée de l'homœopathie parmi nous, quand elle porte en elle-même de quoi rendre le compte le plus honorable des délais de son voyage? Plus une découverte est grande, extraordinaire, inattendue, plus elle doit trouver les esprits disposés à se révolter contre elle. Copernic se crut forcé de cacher pendant quarante ans ses magnifiques travaux; il n'osa même, vers sa dernière heure, en permettre la publication qu'en les plaçant sous la protection du saint Père : « afin que

« l'on ne m'accuse pas de fuir le jugement des
« personnes éclairées, et pour que l'autorité de
« votre Sainteté, si elle approuve cet ouvrage,
« me garantisse des morsures de la calomnie. »

L'événement prouva sur la tombe du grand
homme combien ses craintes étaient fondées.
Il fallut bien d'autres années encore aux penseurs les plus indépendans et les plus intré-
pides pour se résoudre à voler, corps et biens,
dans l'immensité avec une vitesse effrayante,
et sur cette large terre, vieux prototype de
toute pesanteur, de toute immobilité ; la seule
idée de cet impétueux entraînement faisait tour-
ner les meilleures têtes, et certes il n'en manquait pas alors. Il semblait que tout dût à chaque instant se disperser en éclats.

La découverte de Hahnemann pouvait-elle
trouver moins de résistance quand, aussi extraordinaire, plus inattendue peut-être que celle
de Copernic, et ne se bornant pas à bouleverser comme elle le cadre de quelques idées, à
déplacer quelques chiffres, à briser quelques
épicycles imaginaires, elle vient trancher au
vif dans des opinions universellement incar-
nées, ramifiées et profondes ; atteindre dans
leurs travaux des corporations alertes et puis-
santes ; quand, en un mot, par sa promesse

de régénérer un ordre social presque entier, elle vient alarmer les intérêts toujours ombrageux de la paresse, de l'orgueil et de la fortune? Honneur à l'époque où des chaînes et des bûchers ne servent plus de tels intérêts contre les bienfaiteurs du monde! Honneur et reconnaissance au prince de Anhalt-Coethen près duquel Hahnemann a trouvé le noble appui que demandait au saint Père le grand Copernic!

La propagation d'une doctrine nouvelle exigera sans doute aussi bien plus de temps, si au lieu d'un tout unique et complet ce n'est d'abord qu'un principe générateur qui est trouvé, si la plupart des faits qu'il veut rallier ont besoin d'être vérifiés par de nouvelles expériences, si des faits nouveaux doivent s'y ajouter pour corroborer le principe et en étendre l'application; dans ce cas, en effet, l'on sent bien que l'inventeur et ses premiers disciples auront bien autre chose en tête que des prédications. Frapperez-vous l'homœopathie de nullité précisément parce qu'on aura mis plus de temps à vous la faire qu'à vous la montrer?

Que sera-ce donc si la découverte, née chez le peuple le moins empressé à faire parler de lui, c'est chez le peuple le moins disposé à s'informer des autres qu'on s'étonne de ne pas la connaître encore (1)?.... Français, vous savez trop quelle part brillante vous est acquise dans l'empire intellectuel du genre humain. Une idée ne devient le patrimoine du monde que lorsque vous l'avez adoptée; à la gloire de vos propres créations vous joignez seuls la puissance de naturaliser partout celles qui vous sont étrangères. Le prince des physiciens, Volta, vient élever son immortelle colonne sous les yeux de votre institut; Humbold serait moins l'homme universel, s'il n'employait votre langue comme Cuvier, s'il n'avait presque adopté votre soleil; Leibnitz vous consacre sa Théodicée; Frédéric II sa prose et ses vers. C'est sur votre Seine qu'a voulu respirer le premier-né des bateaux à vapeur, et ce n'est pas sans regret que, navré de vos affronts, il est allé enrichir de sa postérité nombreuse les fleuves de l'Amérique avant ceux de la France. Enfans gâtés des nations, tant

---

(1) Sainte-Marie lui-même, l'un des plus érudits de nos médecins, paraît avoir complètement ignoré l'existence de la nouvelle école : elle avait trente ans de travaux quand il émettait si formellement le désir de la voir naître.

de prévenances , tant de caresses vous rendent exigeans , mais elles ne sauraient vous rendre follement injustes. Non , quoique l'homœopathisme ne soit pas encore venu en chaise de poste descendre au pied de vos escaliers , vous ne lui direz point : *Teuton, que nous veux-tu ? nous ne te connaissons pas ; il fallait arriver plus tôt.* Et même de quel droit le dire , quand Bigel, médecin du G. D. Constantin, vous a dédié, il y a six ans, un examen de l'homœopathie devenu classique et que vous seuls n'avez pas lu ?

Négligeons mille développemens si faciles à trouver pour celui qui connaît un peu l'histoire des découvertes, la nature des choses , le cœur de l'homme, le caractère des nations, et ne balançons point à admettre que les retards de l'homœopathie, loin de fonder un préjugé contre elle, sont bien plutôt un argument en sa faveur. L'étrangeté de son premier aspect n'est-il point l'indice de sa hauteur; sa promulgation tardive, celui des longs travaux qui absorbent ses jeunes années ; la lenteur de sa marche, enfin, celui des résultats positifs, pratiques et immédiats qu'elle promet partout et qui doivent partout lui susciter des résistances ? A ce compte y a - t - il bien des découvertes auxquelles la

vitesse de leur diffusion fasse autant d'honneur,
qu'à l'homœopathie les lenteurs de la sienne ?

Allons plus loin, et constatons par le récit de
ce qui nous est arrivé à nous-mêmes, que si
le cachet du vrai se trouve pour l'homœopathie
dans la lenteur de ses premiers pas , ce cachet
se reconnaît encore bien mieux dans la rapidité
de son essor une fois qu'elle est parvenue à le
prendre en plein air.

En rendant compte des fortuités sans lesquelles je n'aurais peut-être jamais étudié l'homœopathie , et des résultats qui ont ensuite
promptement et largement récompensé le peu
qu'il m'a été donné de faire pour la rendre utile
et la répandre, je crois être tellement dans mon
sujet qu'on me pardonnera, j'espère, l'inconve-
nance d'oser un moment parler de moi.

Ma femme, atteinte depuis longues années
d'une maladie grave, avait épuisé vainement
tous les secours de la médecine. D'excellens
praticiens de Lyon , Paris , Grenoble , Mont-
pellier, m'avaient prodigué pour elle et avec af-
fection leurs habiles conseils ; mais à des amé-
· liorations passagères succédaient facilement de
nouvelles rechutes, quelquefois alarmantes et
attestant toujours une constitution profondé-
ment altérée. Médecine expectante, médecine

très-active , régime , pharmacopée , voyages ,
eaux minérales , rien n'avait été négligé , rien
n'avait eu un succès durable quand j'essayai ,
comme dernière tentative , de la conduire aux
bains de Pouzzoles , cette antique Sérapis , si
fameuse par la vertu presque divinisée de ses
eaux. La malade ne fut que plus souffrante dans
cet établissement , et une fièvre cérébrale vint
y mettre sa vie en danger. Dans ma détresse,
je fis prier instamment le médecin de l'hôpital
de vouloir bien se réunir à celui des bains
pour m'aider tous deux de leurs avis. Le médecin de l'hôpital se trouva un de mes anciens amis, le docteur *Cimone* dont j'ignorais le
sort. Nous volâmes tous trois au lit de la pau-
vre malade, et après quelques déterminations
assez vagues *Cimone*, resté seul avec moi, me
parla à peu près en ces termes.

« A vous, mon cher, pour qui je n'eus jamais
« rien de caché, je ne dissimulerai point que
« je fais ici une médecine toute nouvelle,
« à l'hôpital et en ville, comme je peux , sans
« que personne en sache rien ; j'obtiens des
« succès qui m'étonnent ; le public m'en fait
« honneur, mais il est sûr que cet honneur
« appartient tout entier à la nouvelle école dont
« je ne suis encore à vrai dire qu'un élève très-

« mince. Cette médecine extraordinaire peut sau-
« ver votre femme.— Quoi ! parlez-vous de ce re-
« mède secret d'un étranger qui, dit-on, guérit
« à Naples avec de petites doses et des poisons?
« Mais, mon cher, comment pouvez-vous bien
« dans ma position me renvoyer à des secrets,
« des jongleries ou des rêves, et comment vous-
« même pouvez-vous en être la dupe? — Mon
« ami, vous m'avez toujours cru de la probité,
« quelques lumières et du bon sens, et parce
« que je vous parle d'une chose étrangère à vos
« études et à vos idées, d'une chose que vous
« ne connaissez pas, me voilà tout à coup de-
« venu un imposteur, ou par grâce, au moins
« un idiot! Ecoutez-moi. Cet étranger n'est
« point un vendeur d'amulettes, c'est un mé-
« decin fort honorable et fort instruit, le doc-
« teur Necker, attaché à l'armée d'occupation; sa
« doctrine n'est point un secret; c'est une scien-
« ce entière, forte, compacte, créée et publiée
« dans des ouvrages allemands et latins par un
« génie du premier ordre, Samuel Hahnemann,
« qui y a consacré sa longue vie et d'immenses
« travaux. Cette médecine guérit en augmentant
« le mal, elle guérit avec des millionièmes de
« grain ; c'est une de ces découvertes comme
« il faut bien qu'il en paraisse de temps à autre

« sur la terre , à moins que vous ne soyez sûr
« que tout soit fini pour le genre humain, que
« nos sciences doivent se cristalliser au point
« où elles en sont , et que pour la plupart nées
« d'hier elles seront encore dans cinq mille ans
« ce qu'elles sont aujourd'hui; c'est une de ces
« découvertes, enfin, dont il n'est pas plus inter-
« dit à notre âge d'être témoin qu'à celui des
« Colomb et des Galilée. Dans un siècle de scep-
« ticisme et d'investigation comme le nôtre, un
« siècle où tant de matériaux sont accumulés ,
« tant d'imperfections signalées et reconnues ,
« et où l'esprit humain travaille en tout sens
« avec plus d'énergie, de méthode et de persé-
« vérance que jamais; dans un siècle qui pro-
« duirait Luther et Newton, s'il avait pu être
« produit sans eux, serait-il donc si étonnant
« que la plus difficile, la plus importante, la
« plus arriérée des sciences, la médecine eût
« aussi son tour, eût aussi sa grande révolu-
« tion? Cette idée vous froisse ; elle m'a froissé
« comme vous ; elle doit en froisser bien d'au-
« tres. Vous imaginez-vous que Maquer, Sage,
« Baumé, Serao, fort honnêtes gens d'ailleurs
« et chimistes habiles, qui ont vu naître Lavoi-
« sier, aient pu consentir aisément à vivre sans
« phlogistique et à respirer de l'oxigène? Faut-

« il donc que les préventions et l'aveuglement
« de nos devanciers soient des leçons toujours
« perdues? Faut-il que les contemporains de
« toutes les découvertes commencent toujours
« par les repousser? Ecoutez, le temps presse;
« voyez le docteur de Romani; vous connaissez
« sa belle réputation de praticien, de littérateur,
« de philosophe et surtout d'excellent homme.
« Il possède à fond la nouvelle doctrine ;
« il a même publié la traduction de quelques
« ouvrages de Hahnemann. Le docteur de Hora-
« tiis , médecin de la cour, est aussi dans ces
« voies. Grâces à ce dernier qui traite homœo-
« pathiquement le duc de Calabre , la nouvelle
« école est moins persifflée que dans les pre-
« miers temps. Nous espérons même qu'avant
« peu l'on nous permettra d'ouvrir une clinique
« dans un des hôpitaux de la capitale. Voyez à
« l'instant le docteur de Romani. »

Le brave Cimone (1), dans l'abondance de
son zèle pour l'homœopathie et pour moi, n'en
serait pas resté là , mais j'étais déjà tout décidé.

---

(1) Je viens de voir avec beaucoup d'intérêt qu'on
parle dans les Archives homœopathiques publiées à
Leipsick, des travaux de ces excellens amis Romani et
Cimone.

Passionnément adonné aux études médicales presque dès l'enfance , pratiquant la médecine depuis des années et non sans quelques succès, j'avais eu trop à gémir, comme vous tous, Messieurs, sur ses incertitudes et son indigence, pour ne pas en avoir fait souvent un objet de sérieuses réflexions ; mais ces réflexions que je retrouvais empreintes de tant d'amertume et de vérité dans tous nos classiques, au lieu de me jeter, comme bien d'autres praticiens, dans le découragement et dans l'incrédulité, m'avaient toujours laissé plein de foi et d'espérance. Oui, je croyais fermement à la médecine, non à celle qui manquait si souvent à ses promesses et qui, malgré l'effort des plus beaux génies de tous les âges, ne savait que s'agiter dans une éternelle enfance ; mais à la médecine que la nature nous dérobait encore et que la persévérance des hommes devait tôt ou tard lui arracher. J'avais avidement interrogé le brownisme, le contro-stimulisme, toutes les autres théories ; je devais à chacune d'elles quelques vérités de plus, quelques erreurs de moins, mais aucune d'elles n'était la médecine, et je cherchais toujours. Maintenant un homme d'honneur , un médecin éclairé , un ami venait m'annoncer le terme de mon voyage ; il me parlait de découverte, d'ex-

périence, de clinique ; il me promettait une
guérison que l'on n'osait plus me promettre ailleurs. Pouvais-je balancer ? je me hâtai de voir
M. de Romani.

Ce médecin plein d'égards pour ma situation
cruelle vint aussitôt voir la malade et lui admi-
nistra de suite un remède homœopathique ;
c'était un décilionième de grain de belladone ,
donné avec assurance, presque avec promesse
du succès. Jugez de mon anxiété ! La malade,
fatiguée d'abord , éprouva bientôt un soulage-
ment sensible qui me donna quelque force et
je crois une véritable confiance. Le traitement
fut long et difficile, mais en définitive admira-
blement heureux. Ce ne fut cependant que plus
tard, quand je vis le sommeil, la carnation , les
forces revenir et manifester un bien-être général
presque inconnu depuis vingt ans, que je com-
pris véritablement toute la vérité, toute la puissance de l'homœopathie ; car à quelle autre chose
pouvait s'attribuer une guérison aussi inespérée?
La force dé l'imagination , moyen par lequel
tant de gens expliquent tout, à point nommé,
pour se tirer aisément d'affaire , était facile à
écarter. Le climat? mais il n'avait pendant long-
temps rien produit d'avantageux, et la malade
était même tourmentée d'un premier degré de

nostalgie durant le traitement. Le régime? ses ressources en tout genre avaient été tant de fois épuisées sans fruit! La nature? je ne demandais pas mieux, mais rien ne m'avait annoncé l'époque de son réveil; rien ne me disait pourquoi c'était précisément le jour et l'heure d'un traitement homœopathique que la nature attendait depuis vingt ans pour venir à mon secours. D'exclusion en exclusion je retombais toujours dans l'homœopathie; mais des atomes! Rien! Le remède Leroy, la fiente de chèvre, la toile d'araignée, tous les arcanes du monde m'auraient mis fort à mon aise, tous sont quelque chose; presque tous ont même une grande énergie, cause de quelques succès éclatans qui expliquent et motivent leur crédit passager ; mais des millionièmes de grain, que faire avec cela? Cependant comment s'en passer? Il me fallut bien finir par avouer qu'un fait nouveau, incroyable pour moi, n'en était pas moins un fait, et que la mesure de mes idées était un peu courte pour les forces de la nature et les découvertes du génie. Je fis des expériences sur moi, sur d'autres, et ma conviction fut bientôt inébranlable. Je m'attachai deux ans de suite au cours de clinique ouvert à Naples sur ces entrefaites par les docteurs de Romani et de

Horatiis , ce cours intéressant dont tant de journaux ont travesti tous les résultats. J'étudiai enfin de toutes mes forces et avec quelque fruit, grâces surtout aux écrits, aux leçons lumineuses et aux bontés infinies de M. de Romani pour qui ma reconnaissance ne saurait avoir de bornes.

Les circonstances me ramenèrent une année plus tard à Crest, où mes traitemens homœopathiques furent accueillis avec intérêt et justifiés par des succès incontestables. (*Voy. Efemeridi di medicina omiopatica. Napoli*, 1829, 1830.

Il en a été de même à Lyon, que la plus juste reconnaissance me faisait un devoir de choisir pour y allumer le premier foyer en France de l'homœopathie, et où depuis vingt mois des cures multipliées et souvent chez les personnes les plus distinguées par leurs lumières et leur position sociale déposent journellement d'une manière éclatante en faveur de cette doctrine. De tels faits ne pouvaient échapper à l'attention d'une faculté aussi judicieuse et aussi instruite que celle de Lyon : beaucoup de médecins de la ville et des environs, après l'examen sévère de quelques-unes des guérisons que j'ai obtenues, se sont livrés avec un intérêt toujours croissant à l'étude de la nouvelle doctrine;

plusieurs d'entr'eux l'exercent avec un honorable succès : je me suis toujours fait un devoir empressé de mettre à la disposition de ces Messieurs, livres, manuscrits, médicamens, et tout ce que mes faibles conseils pouvaient leur offrir d'utile; souvent ils m'ont fait l'honneur d'assister à mes consultations publiques du dimanche (1), et je m'applaudis d'avoir ainsi pu contribuer à donner en eux à l'homœopathie des appuis si dignes d'elle.

Appelé aussi à traiter, par correspondance, des maladies graves ou rebelles, à Paris et dans d'autres villes éloignées, je me suis bientôt trouvé en relation avec des médecins répandus sur tout le territoire et dans les contrées voisines, où je me suis hâté de leur transmettre tous les éclaircissemens qu'ils m'ont demandés. Ainsi l'homœopathie peut déjà compter des amis zélés, des propagateurs, des praticiens, à Paris, à Nîmes, à Bordeaux, à Bourg, à Mâcon, à St-Etienne, à Besançon, à Vevey, à Lausanne, mais surtout à Genève. Entre beaucoup de mala-

____

(1) Mon illustre et ancien ami, le prof. Foderé, n'a pas dédaigné d'assister à cette espèce de clinique hebdomadaire.

dies que j'ai traitées avec succès dans cette dernière ville, deux affections des plus graves furent guéries sous les yeux du docteur Dufresne, et d'une manière qui excita au plus haut point sa surprise et son intérêt. Il me fit sur-le-champ l'honneur de m'écrire, et je me trouvai heureux de pouvoir le mettre aussitôt en relation directe avec Hahnemann lui-même. Habile médecin de l'ancienne école, et doué de l'esprit le plus investigateur et le plus indépendant, le docteur Dufresne, après avoir constaté par une série d'expériences méthodiques et rigoureuses toute la vérité de l'homœopathie, en a embrassé l'étude avec la chaleur de son âge et la vigueur de son talent. Sa nouvelle pratique est déjà des plus heureuses et des plus étendues, et il vient de fonder avec quelques amis un journal homœopathique de haut intérêt (1). Ainsi Genève,

---

(1) Je m'empresse de citer à cet égard le passage suivant de la dernière lettre que l'illustre fondateur de l'homœopathie m'a fait l'honneur de m'écrire : « J'étais « bien persuadé que vous auriez vu paraître avec grand « plaisir la bibliothèque homœopathique de Genève ; « j'ai été très-satisfait de la première livraison. Ceux « qui écrivent de cette manière sont des amis homœo-

cette noble cité qui parmi tant de titres aime à compter celui d'avoir pris une si belle part à l'établissement de la vaccine sur le continent, aura sans doute aussi l'honneur de seconder puissamment la propagation de l'homœopathie dans l'Europe française.

Je m'arrête, confus d'avoir été si long-temps obligé de parler de moi; mais il était peut-être nécessaire de vous rappeler des événemens qui montrent combien d'obstacles embarrassent les premiers pas de l'homœopathie, de combien de fortuités elle peut avoir besoin pour attirer les premiers regards; mais comment ensuite la moindre étincelle lui suffit pour briller à bien des yeux et allumer bien des flambeaux. Que serait-ce donc si à ma place et à travers les incidens variés qui m'ont conduit aux leçons de MM. de Romani et Horatiis, le sort y eût amené un de ces esprits supérieurs destinés à donner de grandes impulsions, un émule des Bichat, des Broussais ? Et pourquoi pas Broussais lui-même? Un homme de cette force est fait pour

------

« thes et dignes d'être comptés au nombre de mes dis-
« ciples. On doit généralement applaudir à cet ouvrage.»
(22 mai 1831.)

ne reculer devant aucune vérité ; et il y a plus d'un sceptre à saisir dans le vaste empire que Hahnemann vient de fonder.

Messieurs, j'ai tâché d'affaiblir les préventions qui peuvent le plus s'opposer en France à l'examen de l'homœopathie ; puissé-je avoir eu le bonheur de vous intéresser à cet examen ! l'homœopathie ne demande rien de plus. Ce n'est ni de mon faible suffrage, ni de celui d'aucun autre qu'elle aura besoin dès qu'une fois elle pourra se produire elle-même devant vous.

Leipsick, Coethen, Berlin sont à vos portes ; si le docteur Chervin a pu faire des voyages presque fabuleux dans le seul intérêt d'une question secondaire, pour une maladie ignorée de nos climats, et pour recueillir des documens dont nous n'avons rien su faire encore, cet admirable dévouement n'aura-t-il point d'imitateurs au sujet de l'homœopathie? La plus importante des questions médicales, celle qui les embrasse toutes, ne trouvera-t-elle pas ses Chervin pour un voyage si court, des documens si faciles à réunir, si faciles à faire sûrement triompher?

Du moins la voie des expériences directes est à la portée de tous, pleine d'innocuité,

facile et certaine. Qui de vous , Messieurs, refusera d'y entrer , dans un siècle surtout où le
martyre de tant d'animaux, la ligature de tant
de nerfs , la mensuration de tant de globules,
l'essai de tant de drogues et de procédés vous
condamnent tous les jours à des travaux inouïs
pour des résultats, au bout du compte, bien
bornés et bien subalternes ? Le choléra lui-
même , dans les lieux qu'il désole, ne vous
offre-t-il pas une de ces circonstances où le
médecin le plus étranger à l'homœopathie doit
sans balancer y recourir ? L'eau et le vin, le
froid et le chaud, le sec et l'humide, vous
avez mis à contribution tous les traitemens
de l'Europe et de l'Asie , ceux des savans de
toutes les opinions , ceux des ignorans ,
ceux des barbares; vous en cherchez d'autres
encore ; et vous rejetteriez celui-là seul que
Hahnemann et de nombreux médecins du nord
vous proposent avec d'irrécusables , d'éclatans
témoignages de succès ! pourrait-il donc faire
pis que tout le reste ?

Français, appelés à vous illustrer dans toutes
les voies , à agrandir, à féconder toutes les découvertes, à triompher de tous les fléaux, seriez-vous pour la première fois devenus insen-

sibles à l'appel des sciences, de la patrie et du genre humain ?

Médecins français, vos connaissances variées et profondes dans toutes les branches de l'art, votre ardeur expérimentale, l'esprit d'analyse et le don des rapprochemens heureux qui vous distinguent, la clarté philosophique de votre langage, tous ces présens dont le ciel vous comble, l'homœopathie ne demande qu'à les utiliser pour elle au profit de l'humanité. Vous fermerez-vous plus long-temps une route qui vous promet à la fois tant de bienfaits et tant de gloire ?

Dans l'espérance de vous aplanir les premières difficultés et de parer aux besoins pressans de la cruelle circonstance où nous sommes, je crois devoir faire suivre cette lettre d'un traitement en résumé du choléra-morbus avec tous les élémens homœopathiques dont ce traitement se compose, c'est-à-dire avec le tableau des symptômes qui, analogues à ceux du choléra, sont produits chez l'homme sain par certaines substances et les font choisir pour combattre cette maladie. Ce sera en même temps un *specimen* où vous pourrez déjà prendre une idée exacte de toute la nouvelle thérapeutique, avant même d'avoir pu vous pro-

curer les ouvrages fondamentaux qui la con-
tiennent.

Puissiez-vous, Messieurs, en pardonnant à cet écrit ses imperfections nombreuses, ne pas dédaigner les paroles d'un médecin qu'une expérience heureuse et la conviction la plus profonde amènent devant vous ; d'un vieillard dont la plus chère espérance est de voir ses travaux effacés dès demain par les vôtres, dans une carrière où croissent pour vous des palmes glorieuses qu'il lui est si doux de pouvoir vous montrer !

Lyon, le 1.ᵉʳ juin 1832.

C. S. DES GUIDI, *docteur médecin.*

TRAITEMENT

HOMOEOPATHIQUE

DU CHOLÉRA.

PRÉPARATION ET ATTÉNUATION DES MÉDICAMENS.

Le camphre, le veratrum album, la camomille, le cuivre, l'ipécacuanha, sont les substances qui ont obtenu le succès le plus complet dans l'immense majorité des cas, et qui ont été employées par tous les homœopathistes comme de concert. Il suffit de comparer les symptômes ordinaires du choléra avec ceux de ces substances sur l'homme sain, tels que nous les présentons à la fin de cet écrit, pour y trouver la plus frappante analogie, et voir qu'en effet le choix des médicamens ne pouvait être douteux.

Plusieurs autres substances, le phosphore, l'acide phosphorique, l'arsenic, le mercure soluble, la bryone, le rhus toxicodendron, ont été utiles contre des nuances ou des accidens particuliers de la maladie, et plus spécialement contre le choléra sporadique et la cholérine; mais nous nous bornons à parler ici des médicamens fondamentaux qui doivent généralement suffire contre le choléra asiatique.

Il conviendra de se les procurer autant que possible tout préparés (1), attendu que cette préparation exige une étude spéciale et des précautions très-grandes. Nous allons ici néanmoins tâcher de subvenir au défaut de tout autre secours pour les personnes instruites et zélées qui, dans l'urgence, et dépourvues de remèdes, n'auraient d'autres guides que nous.

CAMOMILLE. Toute la plante, cueillie au moment de la floraison, puis un peu fanée au soleil,

---

(1) En Allemagne, pour les départemens qui l'avoisinent; pour les autres, à Genève, au bureau de la Bibliothèque homœopathique ; à Lyon, chez MM. les pharmaciens Pelletier, Buisson, Pictet, Deschamps, Poncet; à Paris, en recourant à l'obligeance et aux renseignemens du docteur Queen, rue de la Paix, hôtel de Mirabeau.

hachée menu, pilée dans un mortier de pierre, extrêmement nettoyé ; on en exprime le suc à travers un linge qui ne servira pour aucun autre médicament, même après avoir été lessivé, et on met ce suc en digestion dans égale quantité d'alcohol, de 5 à 8 jours. On décante, et le produit s'appelle teinture : on étiquette soigneusement le flacon bien fermé *T. camomille.* La plupart des plantes à l'état frais se traitent ainsi.

VERATRUM, IPECACUANHA. Pulvérisés, ils seront traités par l'alcohol selon les procédés connus, et le flacon sera étiqueté *T. ipecacuanha, T. veratrum.* On prépare de la même manière la plupart des végétaux qu'on ne possède qu'à l'état de dessication.

CUIVRE. Il exige une manipulation différente. Prenez un grain de ce métal le plus pur possible, porphyrisé sous l'eau ; broyez-le une heure au moins dans un mortier d'agate ou de porcelaine, avec cent grains de sucre de lait, que vous ajoutez peu à peu, en remuant avec une spatule de corne, d'os, ou d'ivoire. Conservez en flacon bien bouché, et étiquetez : *Cuivre,* n.° 1. Un grain de ce mélange, traité de même avec cent grains de sucre de lait, portera : *Cuivre,* n.° 2 ; dont un grain, encore de même, donnera un troisième flacon, portant : *Cuivre,* n.º 3. Celui-ci, comme on voit, ne contient plus par grain qu'un millionième de grain de cuivre.

Toutes ces préparations sont susceptibles d'atténuations, que la pratique a diversement limitées pour chaque substance. On ne va guère jusqu'ici au-delà d'un décillionième de grain ; pour y arriver, voici comment on procède.

Ayez 3o petites bouteilles, neuves, ou lavées avec les précautions spéciales de la pharmacie homœopathique, remplies aux deux tiers par 100 gouttes d'alcohol; versez dans la première une goutte de la teinture que vous voulez étendre, camomille, par exemple, puis bouchant avec le pouce la bouteille dont l'index presse le fond, imprimez - lui du haut en bas deux secousses seulement. Etiquetez camomille, n.º 1. Une goutte de celle-ci traitée de même dans une deuxième bouteille, vous donnera la camomille n.º 2; dont une goutte, à son tour, vous donnera camomille n.º 3; celle-ci n'ayant plus qu'un millionième de la teinture primitive. On continuera ainsi plus ou moins loin, selon la substance dont il s'agira.

Pour le cuivre et analogues, prenez un flacon plein aux deux tiers avec 100 gouttes d'alcohol absolu et autant d'eau distillée, à la température des caves; imprimez au mélange *dix se-*

cousses, puis versez-en 100 gouttes sur un grain du flacon *cuivre* n.º 3, mis dans un flacon pareil aux précédens; tournez lentement celui-ci sur lui-même jusqu'à dissolution; alors imprimez-lui *deux secousses* comme ci-dessus, c'est le *cuivre* n.º 4. Pour cette première opération, où il y a du sucre de lait à dissoudre, l'alcohol pur n'aurait pas suffi, mais il conviendra à toutes les atténuations ultérieures que vous ferez, comme pour les flacons de camomille, ipécacuanha, etc. On voit que la substance médicamenteuse est cent fois plus étendue à chaque degré successif d'atténuation, ce qui donne la série de 100, 10,000, 1,000,000, etc., où de 3 en 3 pas sont le million, le billion, le trillion, le quatrillion, etc. L'usage désigne ces dernières divisions par les chiffres romains; ainsi (I), veut dire troisième atténuation, où chaque goutte ne contient qu'un millionième de goutte de la substance. ($\overline{\mathrm{X}}$) veut dire trentième atténuation, où chaque goutte ne contient qu'un décillionième de goutte, etc.

Ces diverses préparations exigent une ponctualité extrême, et le plus grand soin à éloigner toute puissance capable d'altérer la vertu des remèdes: chaleur, lumière solaire, odeurs de toute espèce, musc, camphre, épices , émanations de marais, etc.

Pour se servir d'une de ces atténuations, on en prend quelques gouttes, dont on humecte, dans un verre de montre, par exemple, des centaines de ces petits globules d'amidon connus sous le nom de *non pareils* ; on les laisse essuyer sur un papier bien blanc, on les enferme dans un flacon à l'abri de la chaleur, de la lumière, etc.; ils conservent de longues années leurs vertus. On administre ces globules, soit en les plaçant sur la langue, soit en les unissant à une prise de sucre de lait qu'on verse ainsi sèche dans la bouche.

La préparation et les atténuations du camphre suivent la règle ordinaire, mais pour le traitement du choléra on se borne à faire dissoudre un gros de cette substance dans 12 gros d'alcohol excellent et très-pur. On étiquette le flacon bien bouché : *Esprit de camphre.* On l'administre par goutte.

TRAITEMENT.

Symptômes généraux du choléra asiatique.

Vertiges, chaleur brûlante dans l'estomac et à la gorge; en touchant du doigt le creux de l'estomac, on excite des cris involontaires de douleur; immobilité du corps, qui est comme dans une sorte de stupeur, rétention d'urine. Refroidissement subit des mains et des pieds, avec insensibilité complète, teinte bleue des mains jusqu'au poignet; crampes, spasmes tétaniques sans aucun pressentiment. Voix rauque, soif ardente; douleur de tête et des membres avec toux, forte chaleur et brûlement dans le ventre; sueur chaude et froide, enfin tétanos. Inflammation violente de poitrine avec crachement de sang, ou évacuation sanguine par le bas, puis violente piqûre dans le cerveau. Prostration subite des forces, vomissement aqueux, selles aqueuses, borborygmes, forte contraction des muscles du ventre; difficulté de respirer, avec des hoquets, face hippocratique, aspect agonisant, etc.

Choix et administration des remèdes, régime, etc.

Si l'on compare attentivement ces symptômes à ceux du camphre, on sera frappé de l'extrême analogie de ces deux tableaux, et l'on concevra sans peine pourquoi Hahnemann a dès long-temps proposé le camphre comme le vrai spécifique du choléra, et pourquoi cette substance (administrée homœopathiquement, et non d'une autre manière,) a eu tant de succès entre les mains d'un si grand nombre de praticiens, ou de personnes bienfaisantes, étrangères à l'art, en Pologne, en Allemagne, en Russie, en Hongrie.

Pouvant être confié à tout le monde sans danger, et déjà naturellement en faveur dans l'instinct populaire, de la préparation et de l'administration la plus facile, de l'action la plus prompte, d'un succès généralement certain dans les premières heures de la maladie, et pouvant encore devenir salutaire à la dernière extrémité, le médicament qui réunit tant de titres ne semble-t-il pas avoir été choisi tout exprès par la Providence pour sauver les nations atteintes du choléra? Et sur qui retomberont nos malheurs, si nous dédaignons un pareil présent?

Hâtons-nous donc d'indiquer la manière d'employer cet agent précieux, en rapportant ici ce que nous avons publié dans un autre écrit sur le même sujet.

1.º Faites tomber une ou deux gouttes d'esprit de camphre sur un petit morceau de sucre, ou dans une cuillerée à café d'eau froide, et faites-le prendre au malade, en recommençant toutes les 2, 3, 4 ou 5 minutes. Souvent un petit morceau de glace pris après chaque dose est très-favorable, en empêchant qu'elle ne soit rendue par le vomissement.

2.º Avec la main, ou avec un morceau de flanelle, faites des frictions de ce même alcohol camphré, sans aucun autre mélange, sur le front, la nuque, le cou, la poitrine, le bas ventre, jusqu'à ce que la suffocation, le froid glacial, et l'épuisement des forces aient disparu.

3.º Ayez soin de couvrir toutes les parties du corps du malade avec des couvertures chaudes, imprégnées de vapeurs de camphre.

4.º Vous pouvez aussi administrer un lavement d'une demi-livre d'eau froide, où l'on aura versé deux cuillerées à café d'esprit de camphre.

Hahnemann, au reste, et la plupart des praticiens qui ont combattu le choléra, finissent par donner fort peu d'importance à ces divers emplois extérieurs du camphre, toutes les fois au moins qu'on peut le faire prendre en gouttes.

Très-souvent, dans les premières heures surtout, il arrive qu'après avoir pris seulement quatre à cinq doses du médicament, c'est-à-dire 8 à 10 gouttes, le mieux être se manifeste,

la sueur se déclare; de nouvelles doses seraient
inutiles ou défavorables; on se borne à laisser
le malade tranquille, en lui donnant une petite
goutte d'eau fraîche, ou un peu de glace de
temps à autre. La guérison est franche et complète en quelques heures, même sans convalescence proprement dite. C'est ainsi qu'en
Gallicie, en Hongrie et ailleurs, des médecins,
ou d'autres personnes bienfaisantes, ont sauvé
des villages entiers, comme par miracle, au
moyen du camphre. Ce n'est pas ici le lieu de
citer les lettres autographes et les pièces authen-
tiques dont nous sommes dépositaires à cet
égard : ces faits ont maintenant reçu une telle
notoriété par les graves publications de tant
de pays, que la mauvaise foi la plus désho-
norante peut seule persister à les méconnaître.
Dans le cas où le camphre, employé très-tard,
ou troublé dans son effet par un traitement
étranger à l'homœopathie, n'obtiendrait pas ces
heureux résultats, les symptômes prédominans
indiqueront l'emploi d'un autre remède ; le
camphre alors sera complètement éloigné, car
son influence nuirait à l'action du nouveau médicament (l'homœopathie ne peut jamais en
employer qu'un à la fois, au moins dans l'état
actuel de la science).

Ainsi l'ipécacuanha aura de grands avantages contre les vomissemens opiniâtres, les selles aqueuses, la soif ardente et autres symptômes qu'on pourra voir dans nos *excerpta*. On en donne d'un à quatre globules (du millionième de grain, soit $\bar{\imath}$), de 5 en 5 minutes au plus, de 10 en 10 minutes au moins. Souvent le vomissement est arrêté dès la première dose, et alors on ne la renouvelle pas.

En règle générale on éloigne l'administration du remède à mesure que les symptômes cèdent, que la chaleur revient et que la transpiration s'établit. Il ne reste plus alors qu'à faire observer au malade le régime convenable ; bouillon de bœuf ou de mouton (point de de veau, ni de poulet), puis potages de pain ou de pâtes sans aucun aromate, continuation de l'usage d'eau fraîche ou de glace à très-petite dose.

Le veratrum, sans le camphre, aurait probablement ici le premier rang, par la multiplicité des symptômes qui lui sont communs avec le choléra ; à défaut d'autres moyens, le veratrum a suffi à plusieurs praticiens dans tous les cas. Mais ce sont surtout les crampes très-fortes, le hoquet très-pénible, les déjections aqueuses surabondantes, l'excessive douleur de l'estomac avec de mortelles angoisses, serremens de dents, qui indiquent le mieux ce médicament. Celui-ci ne se répète pas aussi facilement que les précédens; on en donne ordinairement un ou deux globules ($\overline{\text{X}}$), en allant jusqu'à quatre, si le malade est robuste. Si le trismus ou le tétahos tient les dents serrées, on fera dissoudre les globules dans un peu d'eau qu'on verse entre les lèvres; le trismus disparaîtra peu de minutes après. Si le malade a soif, comme presque toujours, on laisse passer au moins un quart d'heure avant de lui donner un peu d'eau fraîche (à moins qu'on n'eût à craindre le vomissement du remède, cas où l'on donnerait de suite un peu de glace, comme nous avons dit plus haut).

Il suffit bien souvent d'une seule dose de veratrum ainsi administré, pour guérir la maladie.

Si néanmoins au bout de 4 heures on n'a rien gagné, on peut administrer encore un ou deux globules du même remède, à moins qu'on ne préfère, et d'après quelques symptômes particuliers, employer alors le cuivre, deux ou trois globules ($\overline{\text{X}}$) : il est indiqué surtout, quand, au lieu de l'engourdissement et des crampes dans les muscles, on observe des convulsions violentes et des contractions qui com-

mencent par les orteils et par les doigts, jointes
à des déjections sanguinolentes.

Cette dose de cuivre, délayée dans un peu
d'eau, peut être répétée au bout d'une heure,
si alors elle n'a pas encore produit d'effet.

Il est bon de faire observer que le cuivre et
le veratrum se ressemblant par beaucoup de
symptômes du choléra, peuvent au besoin se
suppléer l'un par l'autre, en sorte que plusieurs
praticiens se sont servis de l'un, plusieurs de
l'autre, et plusieurs les ont fait alterner, dans
le cas où il fallait répéter une dose.

Un globule de cuivre $(\overline{X})$, pris le matin à
jeun, toutes les semaines au plus tard, tous les
5 jours au plus tôt, sans boire immédiatement
après, dès l'invasion du choléra dans l'arrondissement qu'on habite, offre le préservatif le
plus efficace contre ce mal. Plusieurs praticiens
ont conseillé de prendre, dans le même but,
de 5 en 5, ou de 8 en 8 jours alternativement,
un globule de veratrum, et un de cuivre. Le
camphre n'a point cette propriété préservatrice.

La camomille peut être aussi indiquée par
divers symptômes que l'on reconnaîtra aisément dans nos *excerpta*, mais surtout par des
déjections bilieuses.

L'action de la camomille étant rapide, on

peut en répéter la dose de quart d'heure en quart d'heure, jusques à quatre ou cinq fois, par deux ou trois globules ($\overline{\text{IV}}$).

Si, après la guérison du choléra par un ou plusieurs de ces moyens, il restait un peu de diarrhée, ou des gargouillemens dans les intestins, une seule dose d'acide phosphorique, comme dans la cholérine, ferait disparaître ce malaise.

Dès qu'on aura obtenu la guérison du choléra, on pourra administrer des bouillons de bœuf ou de mouton, des soupes de pain ou de pàtes (sans épices ni safran), à la température que le malade préférera, mais la boisson devra toujours être d'un petit verre à liqueur d'eau à la glace, ou d'eau froide. On augmentera progressivement les moyens d'alimentation, sans aller jamais jusqu'à la satiété. Nous insisterons sur l'usage de l'eau froide, en avertissant, une fois pour toutes, que rien n'empêche autant l'effet des remèdes homœopathiques que l'emploi simultané de tout autre moyen, l'influence des odeurs, comme eaux de Cologne, liqueur d'Hoffmann, vinaigre, etc. Les infusions chaudes, qui paraîtraient les plus innocentes, peuvent être ici très-pernicieuses.

Outre les médicamens dont nous venons de

parler et qui combattent le choléra asiatique,
comme celui de nos climats, nous devons signaler l'arsenic contre ce dernier, et contre les
suites du choléra asiatique dégénéré en fièvre
nerveuse. Vertiges , soubresauts, faiblesse pa-
ralytique, insomnie, grincemens de dents ,
absence de soif, abattement, découragement,
épouvante, visage déformé, membres d'un froid
glacial, teint plombé, impossibilité de reconnaître les assistans, lividité de la peau, etc. Cette
effroyable réunion des symptômes les plus alar-
mans peut encore céder à une seule dose de
deux à trois globules d'arsenic ($\overline{X}$). Dans ce
même cas le rhus toxicodendron, deux glo-
bules ($\overline{X}$), et la bryone, même dose ($\overline{X}$), pouvant se succéder entre eux au bout de quelques
heures, ont rendu aussi de grands services.

Le mercure soluble, 2 à 3 globules ($\overline{VI}$),
compte aussi des succès dans les cas de soif
extrême, crispations, diarrhées aqueuses, etc.

Mais il est bien rare que le choléra asiatique
ne disparaisse pas complètement sous l'action
du camphre, du veratrum, du cuivre, et dans
les cas extrêmes, de l'arsenic.

La cholérine, qui se change souvent en choléra ou en fièvre nerveuse, cède à l'action de l'a-
cide phosphorique (aujourd'hui préféré au

phosphore employé d'abord) : elle offre, visage décoloré, douleur frontale , langue couverte d'une matière gluante et visqueuse, *au point que les dents s'attachent*, gargouillement tout particulier dans l'estomac et dans les intestins, diarrhée qui devient blanche, puis verdâtre, aqueuse, glaireuse; l'absence de convulsions et de crampes la distingue assez du choléra, l'envie de vomir manque aussi dans le commencement, et l'appétit se conserve. La cholérine exige un prompt traitement qui l'empêche de passer à l'état de choléra.

L'acide phosphorique se donnera donc au plus tôt, deux à trois globules ($\overline{\text{III}}$), et ne pourra se répéter que dix-huit ou vingt heures après, si la première dose n'a pas eu un résultat soutenu. En même temps il sera bon d'administrer en lavement une tasse d'eau glacée, toutes les 3 , 5 ou 7 heures. On donnera à boire 1 , 2 ou 3 cuillerées à café d'eau à la glace, quand la soif du malade l'exigera impérieusement. Ce traitement facile, joint à la chaleur modérée du lit, peut amener la guérison dans 12 ou 30 heures, sans crainte de choléra ni de rechute.

Que ce soit le choléra asiatique, l'indigène, ou la cholérine que l'on ait à combattre, il faut toujours avoir égard à la propreté du corps et des habitations, et observer la sobriété en tout, surtout à l'égard des boissons.

La marche jusqu'à lassitude, les veilles trop prolongées, la crainte de la maladie, les fatigues soutenues d'esprit et de corps sont des causes qui prédisposent à la maladie; toutefois l'oisiveté n'en garantit pas.

Atteint de l'épidémie, il ne faut plus changer de linge de corps ni de lit, jusqu'à parfaite convalescence.

Tous les moyens, autres que ceux dont nous avons parlé, ne peuvent que détruire l'effet des remèdes prescrits, s'ils sont employés en même temps, et rendre incertaine ou dangereuse l'issue du traitement.

Tel est le résumé le plus simple des meilleurs documens adressés à nous-mêmes, ou consignés dans une foule de publications médicales qui, si elles étaient plus connues en France, nous auraient entièrement dispensé du travail auquel nous venons de nous livrer. Ce résumé peut à lui seul donner le moyen de sauver la vie à des milliers d'hommes, et en portant ainsi les médecins à l'étude approfondie de la chose, il peut les mettre bientôt en état de suppléer à tout ce que nous n'aurions pu dire ici, sans nous éloigner de notre but.

Nous ne pouvons mieux faire, en terminant cet article, que de recommander fortement la lecture d'un mémoire que M. Queen vient de publier, et qui nous parvient à l'instant. Le docteur Queen a traité le choléra asiatique avec un plein succès en Allemagne et à Paris; son ouvrage, riche de documens précieux, réunit au plus haut point tous les caractères du savoir et de la véracité. Il sera du plus grand secours contre le choléra.

Nous n'avons que le temps d'en extraire le tableau des traitemens homœopathiques du choléra authentiquement recueillis jusqu'à ce jour, recensement plus complet que celui que nous avons publié nous-mêmes, il y a quelques semaines.

	Malades.	Guéris.	Morts.
Docteur Schreter, à Lemberg . .	27	26	1
Docteur Lichtenfels, à Vienne. .	40	37	3
Docteur Vrecka, à Vienne et en Moravie.	144	132	12
Docteur Stüller, à Berlin	31	25	6
Docteur Seider, en Russie, gouvernement de Twer	109	86	23
Docteur Bakodi, à Raab, en Hongrie	154	148	6
Docteur Gerstel, en Autriche .	330	298	32
Docteur Hannsk	84	78	6
Le Père Veith, docteur médecin (*)	125	122	3
Docteur Queen	29	26	3
Totaux.	1073	978	95

(*) Le Père Veith, prédicateur de la cour et de la cathédrale, était docteur en médecine et auteur très-estimé des gens de l'art quand il prit les ordres.

LAURUS CAMPHORA L.

(Camphoræ pulvis et solutio in spiritu vini.)

Vis duodecim circiter, ad summum sexdecim vel
  viginti quatuor horas durat.

Pupillæ contractæ.

Frigiditas universalis maxima.

Pallor faciei.

Hyperæsthesia frigidi aeris.

Oculi horridi, fixi.

Horrescentia, horror cum cute anserina, cute
  dolorifice sensibili.

Adiaphoria.

Sensus aboliti.

Mentis impotentia.

Trismus.

Caput obstipum et oblique, humerum versus
  revulsum.

Bulbi oculorum sursum versi.

Respiratio alta, lenta.

Respiratio fere deleta.

Akinesia.

Spuma ante os.

Dyskinesia et lassitudo crurum.

Pulsus parvus, durus, lentior, lentiorque.

Fragor juncturarum , lumborum , genuum , pedum.

Palpitatio cordis.

Angor.

Tremor pedum.

Instabilitas tremula.

Brachiorum aliquæ convulsivæ rotationes.

Dormituritio.

Omnia objecta externa odio sunt et morositatem aversantem causant.

   (Ejulatus lacrymatorius in loco abdito, dicta aliorum tanquam imperata ægre ferens ; animus injuriæ et conviciis lacessiri se putantis).

Contentiositas.

Asthma suffocatorium , pressione quadam a scrobiculo epigastrico proficiscens.

Erysipelas (1).

Dormiturientis et oculos claudentis is phantasiæ lusus, quo omnia objecta modo, justo crassiora et grandiora, modo, momento post ,

---

(1) **Externo usui adhibita camphora.**

graciliora justo esse videntur, secundum ve-
locitatem pulsus reiterans.

Dolor ventriculi.

Dolor pressorius in scrobiculo, vel in hepatis
anteriori parte.

Dolor constrictorius circa hypochondria ad ver-
tebras lumbares usque.

Cephalalgia pressorio lacerans.

Cephalalgia pulsatoria.

Cephalalgia quasi a contusione, a contritione, a
vulnere.

Constrictionis in basi cerebri, maxime occipite
et supra nasi radicem dolor indesinens, pedes frigidi manusque, frons calida, coma vigil, capite in alterutrum latus acclinato, cephalalgia pronatione magna, decubitu et pressione externa perquam aucta.

Calor in capite et sensus in eo, quasi a sudore
erupturo, cum horrore artuum et abdominis.

Lancinatus singuli vehementes in dextro hemicranio.

Lancinatus singuli vehementes in velo palatino.

Dolor in canto narium anteriori lancinans quasi
ab exulceratione.

Dentes quasi elongati, odonti, odontalgia quasi
cum glandulis submaxillaribus correspon-
dens.

Dolor periostei omnium ossium.

Dolor rheumatico lancinans in omnibus musculis, maxime intra scapulas.

Pollutionum molimina.

Sensatio quasi objecta solito lucidiora et nimis lucida essent.

Pupillæ dilatabiliores et magis dilatatæ.

Consilii præcipitatio.

Rubor genarum, auricularum.

Congestiones sanguinis ad caput.

Calor capitis, manuum, pedum, sine siti.

Cephalalgia obtusa supra os frontale, vomituritiva.

Cephalalgia quasi a constrictione cerebri.

Coma et cephalalgia constrictoria aucta, calor totius corporis magnus, venæ tumidæ, respiratio citissima, sitis nulla, sapor integer, dorsi dolor quasi a contritione.

Pulsus plenus, celer.

Sudor calidus frontis et volæ manus.

Sudor universalis calidus.

Bronchiorum et arteriæ asperæ dolor, inter tussiendum maxime, imo et inter screatum.

Stertor in somno, in exspiratione et inspiratione.

Mictio dolorosa.

Ardor urinæ.

Urina rubra.

Ischuria, tenesmus vesicæ.

Radius exilis urinæ.

Mictio involuntaria post urgentem nisum mingendi.

Ructus, eructatio contentorum ventriculi.

Flatulentia.

Alvi constipatio.

Ophthalmiæ.

Gravedo.

Coryza.

Dentium vacillatio dolorosa.

OBSERVATA ALIORUM.

CULLEN, *Arzneimittell, II. p.* 333.

(a 4o granis).

Pectus concutit et animo delinquitur.

Insensibilitas.

Pulsus perquam debilis, vix perceptibilis.

Respiratio fere evanida.

Pallor, frigiditas totius corporis.

Somnus cum pulsu et respiratione auctis.

Pulsus lentior ,

(decem ictibus.)

Herberden , *med. transact. ; vol.* 1 , *p.* 4. 71.

(a scrupulis duobus in clysmate.)

Dolores quasi ad partum insignes.

(ab usu interno.)

Stranguria.

(paulo post captum bolum camphoratum.)

Whytt's, Works, *p.* 466.

(a semidrachma.)

Ardor venhiculi.
Oculorum caligo.
Congestio sanguinis ad caput insignis.

Griffin , *Dis. de campho. viribus. Edimb.*

(a semidrachma.)

Nausea.
Vomitus biliosus sanguine tinctus.
Pulsus sensim celerior.

(a scrupulis duobus.)

Ardor ventriculi.
Pulsus pluribus ictibus lentior.
Oscitatio et somnus.
Vertigo per intervalla rediens.
Ebrietas.
Horror levis.
Pallor vultus.

7

Alexander's, *experim. essais*, *p.* 227.

(a scrupulo uno.)

Pulsus tribus ictibus imminutus.

(a scrupulis duobus) in semetipso observata.

In ore calor ingratus.

Pulsus decem ictibus imminutus.

Insignis virium lapsus cum oscitatione et pan-
diculatione.

Vertigo.

Nausea.

Memoriæ defectus.

Sensuum abolitio.

Furor cum ore spumante.

Convulsiones.

Tremor.

Sopor.

Pulsus acceleratus,

(ictibus viginti tribus post tres horas.)

Tinnitus aurium.

Calor cum tremore.

Alvi obstructio pertinax.

Collin, *Obser. circa morbos*, *P.III*, *p.* 148.

Ebrietas.

Vertigo.

Spasmi.

Loss , *Obser. med.*, *p.* 3i4.

Impotentia virilis.

KONLHAAS , *in Med. Nat. Zeit.* 1799.

OEstrus venereus,

(in vidua.)

BREYNIUS *et* PAULINUS *apud Murray App. Med. IV*
p. 5i8.

Veneris stimulus acutus.

SPONITZER, *in Hufeland's Journ. d. pr. Arzn. V,*
p. 5i8 , 545.

(ab odoratu.)

Tremor universalis.

(ab externa applicatione.)

Pruritus.

Erysipelas partis.

HUFELAND, *Journ. d. pr. Arzn. I, p.* 428, 433.

Agitatio anxia cum fletu continuo.

Pulsus plenus, irritatus.

Capitis dolor.

Pulsus decem ictibus lentior.

Vomituritiones.

Delirium.

Vertigines volaticæ.

Pulsus celerior,

> (decem, imo quindecim ictibus,)

vel sine caloris augmento.

Fr. Hoffmann, *Consult. et resp. med. sect. I,*
cas. 19.

Angor maximus.
Sudor capitis frigidus.
Coma cum delirio.
Pulsus debilis, parvus.
Color magnus.
Pulsus celer.
Urina rubra.

Geoffroy, *Mat. med. IV, p.* 3o.

(a nimia dosi.)

Gravitas capitis.
Vigiliæ.
Dispositio ad inflammationes.

Quarin, *Method. febr., p.* 57.

(a majori dosi.)

Pulsus celerrimus.
Facies ruberrima.
Oculi torvi, inflammati.
Convulsiones.
Phrenitis lethalis.

Murray, *Appar. Medic. IV*, *p.* 484.

(a majori dosi.)

Sensus caloris in ore et ventriculo.
Acceleratio pulsus.
Congestio insignis ad caput.
Sudor.

(camphoræ odore.)

Præparatio ad usum homœopathicum.

Granum camphoræ unum centum guttis spiritus vini solvitur; de hac solutione non atte-
nuata pars guttæ minima adhibetur. Cum brevis
sit efficacitas, quoties aliis corporibus medicis
objicitur, sæpe quidem at parva quantitate dari
debet. Quare octavam partem grani unius octo
spiritus vini guttis soluti, vel tricies, vel vicies,
vel duodecies, vel quater intra horam unam
dare convenit.

Antidotum est, quo contra diversissima re-
media e plantis parata, contra cantharides, et
contra multa metalla aliasque mineras utimur.

Qui nimia camphoræ quantitate sumpta in
periculo versantur, opio curandi sunt, quemad-
modum, qui opio venenati sunt, optime camphora restituentur.

VERATRUM ALBUM , L.

(Tinctura radicis.)

Tussicula sicca ob titillationem in ima sterni
parte.
Frigiditas totius corporis.
Frigiditas pedum, quasi ab aqua frigida in iis
circulante, cum tremore.
Frigoris sensus in vertice capitis et simul in pe-
dibus.
Vertigo.
Pupillæ ad summam coarctationem pronæ,
Nisus in decubitum.
Imbecillitas maxima.
Gressus vacillans.
Viribus cassus collabitur.
Virium lapsus.
Animi deliquium.
Facies hippocratica.
Languor quasi nimio calore confecti.
Aer molestus, ut ex morbo gravi convalescenti
atmosphæra molesta est.
Ratio deficit.

Delirium mite, frigido corpore, oculis apertis,
vultu sereno, interdum risorio, de rebus re-
ligiosis, de votis solvendis, de precibus,
cum erronea de domicilio opinione (alio
esse credit).

Rationis status quasi per insomnia.

Taciturnitas.

Aphonia.

Memoriæ lapsus.

Spuma ante os.

Oculi revulsi.

Coma vigilans, oculis hoc aperto, illo clauso,
semi-clauso, cum succussionibus quasi a
terrore.

Somnolentia cum terrificis succussionibus im-
pedientibus, postea febriles motus.

Sudor frigidus.

Sudor frigidus frontis.

Strangulationis, suffocationis accessus, oculis
prominentibus.

Respiratio intercepta.

Respiratio fere deleta.

Spaticæ constrictiones gulæ, pupilla contrac-
tior.

Trismus.

Constrictiones gulæ quasi a pyri austeri esu.

Spasmodica contractio musculorum intercostalium in sinistrum latus cum respiratione intercepta.

Constrictio pectoris dolorifica.

Anxietas summa, respirationem intercipiens.

Anxietas in deponenda alvo, quæ metum apoplexiæ incutit.

Ante alvum deponendam sensus quasi a syncope nascitura in abdomine infimo.

Angor suspiriosus.

Suspiria æstuantia.

Spei abjectio, animus desperans.

Angor, quasi ex mala conscientia.

Angor, quasi a divinatione fati impendentis.

Tremor totius corporis.

Susurrus aurium.

Obturatio oris alterutrius,

Siccitas palpebrarum summa.

Palpebræ siccæ maxime post somnum, dolentes quasi ab attritu, rigidæ, conglutinatæ.

Palpebræ conglutinatæ in somno.

Inter somnum brachia pone caput porrecta,

Palpebrarum siccitatis sensus,

Febriles motus.

Horripilatio cutem perreptans, v. c. faciei,

Oscitatio.

Singultus.

Ardor in gula,

Rasionis sensus in gula.

Asperitudo faucium.

Gulæ coarctatio quasi a tumore interno pre-
mente, anginæ species.

Gustus imminutus, sapor pultaceus in ore,

Sapor insulsus, insipidus.

Siccitas faucium, potulentis non sedanda,

Appetentia fructuum horæorum, citri acidis,

Appetentia pomorum.

Sapor putridus instar fimi,

Fimi fœtoris sensus,

Labia fissilia.

Dentium vacillatio.

Siccitatis narium internarum sensus et irritatio
ea quæ a pulvere viarum aridarum in naribus oriri solet,

Sensus quasi ab ulcere in naribus.

Rheumatica nuchæ rigiditas, vertiginem acciens,
maxime inter movendum.,

Capitis dolor interrupte pulsatorius.

Capitis dolor pulsatorius supra oculum sinistrum per quadrantem horæ.

Capitis dolor pressorio pulsatorius.

Capitis dolor obtuse pressorius in vertice
(mane) post somnum.

Capitis dolor quasi fractum sit cerebrum aut
pars ejus.

Hemicrania pressoria cum ventriculi dolore connexa.

Congestio ad caput inter pronationem.

Dolores ex pressione et contritione compositi hinc inde in cerebro, interrupti.

Stomachus non sine proritatione.

Animus vitia aliorum conquirens.

Convicia irritati, alias taciturnitas.

Ructus inanes.

Ructus amari.

Vomituritio cum sapore bilioso in ore.

Vomitus primo biliosus, dein pituitæ maxime tenacis.

Ante vomitum semper horror supra totum corpus.

Effluxus salivæ aqueæ copiosus, quasi a verminatione.

Cardialgia.

Cardialgia quasi a fame canina.

Pressio in scrobiculo vehemens, ad sternum, hypochondria et ossa ilei propagata.

Dolor tensivus in hypochondriis quasi a flatibus.

Dolores circa præcordia pressorii, strictorii.

Dolor in abdomine hinc inde, cultris quasi discindens.

Colica flatuosa hinc inde intestina lacessens et

totum abdomen occupans, flatibus quo se-
rius, eo rarius et difficilius abeuntibus.

Dolor tractorio lacerans per minuta, in infimo
abdomine, maxime supra os pubis.

Tormina discindentia.

Secessus flatuum copiosus.

Flatuum eruptio tumultuosa deorsum.

Sedes citæ, crebræ, molliores.

Ardor ani in alvo deponenda.

Acredo excrementorum.

Herniam incarcerare tentat.

Inter tussim lancinans dolor ex abdomine per
funiculum spermaticum penetrans.

Hæmorrhois cæca.

Ardor urinæ.

Acredo urinæ.

Sensus strictorius in testiculis.

Intertrigo præputii.

Coryza.

Titillatio in infima bronchiorum parte tussifera,
expectoratione levi.

Dolor in musculosis corporis partibus expres-
sione et contritione compositus.

Dolor strictorius in artubus.

Dolor omnium membrorum, quasi fatigatione
confecta essent.

Sensus in ossibus quasi contrita essent,

Pressio in sterno.

Dolor in pectore sinistro, parvo spatio circums-
criptus, punctorio pulsatorius.

Dolor in sterno pressorius a cibo, potu.

Sensus in brachio, quasi nimis plenum seu tumidum esset. — Narcosis artuum.

Formicatio in digitis. — Narcosis digitorum.

Formicatio in digitis angorem procreans.

Ardenti pruriens dolor in digiti minimi prima
phalange, ut a gelu.

Quasi a luxatione dolor in pollicis articulo.

Dolor rheumaticus per motum sensibilis intra
scapulas et a nucha ad os sacrum, maxime
inter alvum deponendam sensibilis.

Dolor gravativus crurum, quasi a lassitudine.

Fragor genu.

Crampus surarum.

Pedes subito tumidi, post aliquot horas detu-
mescentes.

Post sessum inter motum dolor paralyticus et
quasi a contusione articulationum genu et
ossis sacri.

In pollice pedis lancinantes dolores.

Inter sessum dolor lacerans musculorum exten-
sorum.

(Dolor lacerans in auriculis).

Oculi inflammatio, cum dolore lacerante,

Oculi albugineæ inflammatio cum dolóre lacerante in eo.

Pupillæ dilatatæ.

Somnus nimis altus.

Pruritus cutis exedens.

Eruptiones cutaneæ, scabiei species.

Pustulæ acervatim conglomeratæ, dolorificæ.

Miliare exanthema per calorem etiam interdiu
 pruriens (solum in juncturarum regione),
 post fricatum urens, inter eruptionem tuber-
 culorum urticalium.

Constipatio ob crassitiem et duritiem excrementorum alvinorum.

Excretiones omnes suppressæ.

Intestina labefacta quasi et contrita, flatibus
 abire recusantibus.

Flatus , meteorismus surde torminosus , inquietudo et tensio abdominis quasi ab alvo
 constipata.

Dolor in hypochondriis et pectore a flatibus abire
 recusantibus.

Titillatio in ima bronchiorum parte, sine expectoratione.

Agilitas et pathorum et dolorum imminutio.

Inquietudo negotiosa.

Laboris amor.

Hyperæsthesia, mentis status exaltatus.

Animi effusio.

Febricula plurium dierum, interdum chronica.

Chronica debilitas.

Sopor, coma vigilans.

Metus.

Idearum penuria.

Motus corporis tardus.

Succussiones quasi electricæ, cum dolore sub-
sequo genu et cubiti quasi a contusione.

Podagram restituit.

OBSERVATA ALIORUM.

BENIVENIUS, *apud Schenck, lib. VII., ob.* 174.

Crebra et vehemens alvi dejectio.

Spiritus attractio summe gravis ac difficilis ad
mortem usque, post sex horas insequentem.

Idem, apud eumdem, obs. 175.

Vomitus primo bilis ac pituitæ, tum nigræ
bilis, postremo sanguinis.

Imbecillitas maxima.

Sudor frigidus in toto capite et thorace emanans.

FORESTUS, *apud Schenck, ib., obs.* 176.

Convulsio.

(in alio ab infuso veneno.)

Vomitus enormis.

Cholera.

Animi defectus.

Anhelitus præfocatio.

L. SCHOLZIUS, *apud Schenck, ibid., ob.* 187.

(a pulvere, condimenti loco.)

Quasi strangulati hospites in suffocationis periculo versabantur.

S. LEDELIUS, *Misc. Nat. Cur. Dec. III., ann. I. obs.* 95.

Vomitus.

Alvi fluor copiosissimus, dolorosus.

Vertigo post semihoram.

Dolor capitis.

Convulsiones.

(a granis decem.)

Tensio artuum.

Circumgyratio capitis cum gravitate.

R. LENTILIUS, *Misc. Nat. Cur. Dec. III., ann. I., app. S.* 130.

Vomitus horrendi.

Alvi excretiones.

Convulsiones epilepticæ.

Tanta tormenta, ut sanguis per unguium rimas transsudaret.

S. Grassius, *Misc. Nat. Cur. Dec. I. ann.* 4.
S. 93.

Balbuties.

Delirium leve.

Æstus internus cum potus denegatione.

J. de Muralto, *Misc. Nat. Cur. Dec. II. ann.* 2.
S. 240.

(a femina 30 annorum ab infuso veneno.)

Singultus.

Strangulatio circa gulam.

Anxietas.

Incendium circa præcordia.

Sternutationes fortes, frequentissimæ.

Vomitus.

Spasmus.

Convulsiones.

Reimann, *Bresl. Samml.* 1723, *S.* 535.

(a semidrachma.)

Anxietas.

Cardialgia.

Strangulatio, constrictiones spasticæ gulæ.

Vertigo summa.

Cholera.

Inflatio æsophagi.

Inflatio abdominis.

Crampus surarum.

Dobolensky. *Misc. Nat. Cur. Dec. I. ann. 2.*
Apoplexia.

Borrichius, *Acta haen. T. VI. S.* 145.
Oculorum intorsiones.
Visus abolitus.

P. J. Bergius, *Mat. med. S.* 872.
Ardor faucium.
Sensatio corrodens cardialgica.
Oppressio pectoris.
Lancinantes imi ventris dolores.
Lancinantes vagi dolores.
Piperis sensus in faucibus.

Conr. Gesner. *Epist. med. F.* 69.
(ab infuso aliquot granorum.)
Ardor circa scapulas.
Ardor in facie capiteque.
Fervor linguæ et gutturis.
Inflatio æsophagi cum suffocationis sensu.
Singultus per semihoram.
Hilaritas.
Acies ingenii.

Ettmuler, *Op. tom. II. P. II. S.* 435.
Vomitus violentissimi.
Dejectiones alvinæ, violentæ, sanguineæ.

Smetius, *Misc. med. S.* 565.

Epidermidis desquamatio.

Loras, *de Melanchol. II. S.* 312 — 315.

Syncopes metus.
Faucium strangulatio.
Stomachi et intestinorum cruciatus.
Anxietates.
Vomitus enormis.
Crampus surarum.
Convulsiones.

J. E. Greding, *vermischte schr. S.* 30.

Vomitus viridis muci, bilis viridis.
Phlogosis in facie, naso, oculo, ore, lingua.
Eruptiones cutaneæ.
Maculæ cutaneæ.
Pleuritica symptomata.
Calor corporis cum rubore et calore faciei.
Sitis dira.
Cephalalgia dira.
Formicationes in digitis, manibus.
Insudatio.
Enuresis.
Salivatio.
Salivæ profluvium multum.
Menstruatio in amenorrhæa.

Smith, *med. communic. V. I. S.* 207.

Vertigo.
Singultus.
Nausea.
Vomitio.
Debilitas summa.

Klam, *N. Amer resa, tom. III.,* *S.* 49.

Ardoris sensus.
Enuresis.

Vicat, *plant. venen. de L. Suìsse, S.* 168.

(loco condimenti in escis.)

Frigiditas universalis.
Gelidus sudor totius corporis.
Imbecillitas extrema.
Sensus fere evanidi.
Pulsus fere evanidus.
Vomitus ferox.
Crura trementia.

Winter, *Bresl. Samml.,* 1724. *S.* 268.

Constrictio gulæ.
Convulsiones artuum.

Dessenius, *Comp. Med., lib. X.* 422.

Diarrhæa sanguinea.

Rodder, *in Alberti, med. leg. obs.* 15.

Frigus universale.
Anxietates.
Hypercatharsis.
Vox deficiens.
Sudor frigidus.
Pulsus imperceptibilis.
Convulsiones.

Aston, *Lect. on. mat. med.*

(ab infuso semidrachmæ.)
Vomitus niger.

Præparatio ad usum homœopathicum.

Duodecim attenuationes (IV).

Radix hujus plantæ perennis atque pere-
grinæ tubum refert in longitudinem protractum
atque cono obtuso similem. Cortex exteriore su-
perficie cinerei coloris et asperrimus, inter
vero albidus est; mollis radicis pars cinereum
oculis offert colorem.

Tinctura e radice in pulverem redacta, spiritus vini ope parata ad partem quadrillionesimam
usque attenuatur. Hujus attenuationis gutta una
vel guttæ unius pars parva ægrotis danda est.

Vel parvæ doses per quinque dies et ultra efficacitatem suam retinent.

Largus et fortis coffeæ potus, camphora et aconitum nappellus vires ejus nimias compescunt. Incommodis, quibus abusus veratri albi dedit originem, china objicienda est.

IPECACUANHA.

(Radicis pulvis et pulveris tinctura.)

Vis ultra 16 horas durare non videtur.
Horripilatio cum oscitatione.
Frigoris hyperæsthesia.
Horripilatio cum ructibus.
Frigiditas.
Palpitatio cordis.
Palpitatio cordis fere sine angore.
(Vertigo inter eumdum.)
Inquietudo in abdomine.
Sensus vacui et atoniæ in ventriculo.
Sapor in ore fatuus.
Adipsia.
In ima linguæ parte et in velo palati is sensus,
    salivam concitans, qui ab esu marchantiæ,
    seu potius artemisiæ dracunculi nasci solet.

Nimia et fere dolorosa sensibilitas oris interni
partium.

Mordacitas in labiis.

Mordacitas in linguæ margine.

Salivæ affluxus copiosus per aliquot horas.

Vomituritio, vomitus,

Punctio in gula.

Dolor inter deglutitionem, quasi à tumore in
pharynge ; anginæ species,

Sensus in pharynge quasi a siccitate nimia vel
aspritudine ea, quæ a deglutitione oritur ;
salivæ vel potus ordinarii deglutitione ad
breve tempus minuitur et fugatur; anginæ
species,

Somnolentia.

Somnus turbulentus, ejulatorius.

Idearum series lente progrediens,

Ineptitudo ad quævis impingens.

Achæria.

Fastidium omnium.

Morositas taciturna, contemptrix.

Morositas omnia vilipendentis et optantis ut et
alii omnia flocci faciant.

Morositas infelicem se putantis.

Impatientia summa.

Ægritudo ob labores et negotia nimis lente suc-
cedentia,

Stomachatio ob strepitum minimum.

Propensio in indignationem et stomachationem
summa.

(Lancinantes hinc inde dolores, motu excitati
et in ardentes dolores terminati.)

Lancinatio in hypochondrio sinistro.

Lancinatio in ano.

Punctorius dolor in fronte, tactu exasperandus,
excitandus.

Dolor osteocopus omnium ossium (juncturarum) quasi a contusione.

Dolor articulationum, qualis in artuum narcosi juncturis usu venit.

Tensionis et expansionis summæ abdominis
sensus.

Colica flatulenta.

Tormina forficantia in utroque hypochondrio,
epigastrio.

Tormina discindentia circa umbilicum una cum
horrore.

Lacerans dolor in fronte, tactu exasperandus,
excitandus.

Forficantes dolores in pede dextero.

Forficantes dolores in brachio dextero.

(Forficantes (vulsorio lacerantes ?) dolores,
volatici in pectore sinistro sub axilla.)

Asthma.

Cephalalgia quasi a contusione cerebri et cranii, per omnia capitis ossa ad linguæ radicem usque pertingens, nauseabunda.

Cephalalgia pressoria.

(Cephalalgia tensiva.)

Urina rubra, pauca.

(Calor internus cum frigiditate externa.)

Stridulatio bronchiorum in respiratione.

Tussis ex sensu constrictorio titillante in superiori laryngis parte ad imam bronchiorum sedem tendente , nascens.

Tussis suffocatoria.

Fragor juncturarum.

Dolor genu quasi in ligamentis defatigatione confectis.

Pupillæ dilatabiliores.

(Sedes porraceo virides.)

(Sedes citrinæ.)

Siccitas palpebrarum cum somnolentia.

Capitis dolor volatice punctorius , lancinans post horam in pressorium transiens.

Animus desideriis et votis ignotis agitatus , scrupulosus, curiosus , plenus sollicitudine.

Pupillæ maxime dilatabiles.

Siccitas palpebrarum cum somnolentia.

Lassitudo crurum et artuum inferiorum.

Dolor dentium evulsorius per intervalla.

(121)

Sensus contorquens , strictorius in testiculis.
Calor externus sine calore interno.

(OBSERVATA ALIORUM.)

Scott, *Med. And. phil. Comment. Vol. IV, p.* 75.
(a pulveris vapore.)

Asthma convulsivum.

Murray, *med. pract. Biblioth. Tom. III, p.* 237.

Asthma.

Epistaxis.

Hæmoptysis.

Geoffroy, *Traité de la Mat. Med. II, p.* 157.
(a pulvere volitante.)

Oculorum inflammatio.

Hæmorrhagia narium.

Angina.

Respirandi difficultas.

Hæmoptysis.

Murray, *Appar. medicam. I, p.* 806.

Emesis.

Purgatio.

Hilary *et* Cleghorn, *apud eumd. ibid. p.* 813.

Sudor sæpe noctu sequenti.

Præparatio ad usum homœopathicum.

Tres attenuationes (I).

Hæc planta oleracea in Brasilia crescit. Gracilis est ejus radix, lenta, contorta, nodosa, annulata, singuli vero articuli rugosi sunt atque asperi. Vires emeticæ partibus insunt externis, quæ lacte fusco vel cinereo nitent colore et fragiles sunt. Internas radicis partes medulla occupat, quæ ad ligni similitudinem accedit et luteolis cinereisve striis distincta est.

In tinctura, quæ ex planta paratur, regulas satis notas sequamur oportet.

Guttæ partis millionesimæ pars minima dosis sæpe numero nimis fortis est.

Efficacitas parvæ hujus remedii quantitatis aliquot horarum, magnæ vero paucorum dierum spatio circumscripta est.

MATRICARIA CHAMOMILLA L.

(Herbæ totius succus calore solis inspissatus.)

Symptomata excerpta aliquot.

Vis ad summum 28 horas durat.

Oscitatio crebra, interrupta.

Frigiditas, ut plurimum cum horrore a tergo ad abdomen reptante.

Horror singularum partium in facie, in bracchiis, sine et cum frigiditate externa.

Horror singularum partium non quidem frigidarum, cum somnolentia.

Frigiditas manuum, sudor frigidus volarum, corpore reliquo juste calido.

Horrescentia aeris frigidi.

Cum horrescentia amblyopia.

A denudatione horrescentia.

Animi deliquiorum accessus plus minus repetiti.

Lassitudo et debilitas maxima ad syncopen accedens.

Lassitudo, pedum maxime.

Debilitas inter requiem major, quam per motum; inter motum robur sufficiens.

Accessus breves vertiginis syncopalis.

Vertigo syncopodes.

Stupiditas cum vertigine.

Coma vigil, vel potius impotentia oculos aperiendi, cum exspiratione cita, sopore somni experte et cephalalgia frontis lacerante, vomituritiva.

Intelligentiæ hebetudo, vis perceptionis imminuta.

Somnolentia maxima.

Balbuties, verborum inconcinna commutatio.

Imaginatio, voces absentium exaudire opinantis.

Agrypnia, angoris accessibus stipata, visionibus luculentis et graphicis phantasiæ observantibus.

Delira blateratio de impedimentis variis removendis.

Vulsiones in artubus, palpebris.

Febris soporosa (matutina) cum vulsionibus singulis artuum, capitis.

Expavescentia tremula.

Congestio sanguinis ad cor.

Dysphoria immanis, jactatio, agitatio ferox quasi moribundi, cum lacerantibus abdomi-

nis doloribus, tum stupiditas, tum dolor ca
pitis ferox.

Hypochondriaca anxietas.

Pupillæ contractiores.

Cordis oppressio, cum æstuatione, ejulatu et
sudore immani.

Deliquescentiæ sensus in cordis regione.

Deliquescentia cordis nauseabunda.

Nausea vomituriens ut a syncope nascitura.

Nausea vomituriens matutina.

Syncopes species, deliquescentia cordis nauseabunda; pedes subito quasi paralytici, stu-
por artuum.

Rigiditas stuporifica brachiorum, dum manus
aliquid capessit.

Rigiditas et narcosis manuum frigidarum para-
lytica, cum obnubilatione capitis, et hyperæsthesia aeris, quasi refrigerium sit nasci-
turum.

Sensus in cruribus quasi a narcosi nascitura.

Narcosis manuum et pedum, quasi gelu confecti essent.

Obturationis aurium sensus et susurrus, quasi
avis pedibus radat et scalpat.

In aure susurrus quasi ab aqua cadente.

Tinnitus aurium.

Hemicrania strictorio lacerans.

Hemicrania in temporibus alterutribus lacerans.

Dolor lancinanti lacerans in fronte, in pectus tendens.

Lacerans et lancinans dolor capitis per tempora penetrans.

Lancinatus singuli in hemicranio dextro et ab alterutra parte in cerebro.

Lancinatus singuli in cerebro.

Hemicrania lancinans ut a refrigerio.

Dolores punctorii in capite.

Dolor capitis punctorius, quasi oculi casuri essent.

Hemicrania volatice pulsatoria.

Cephalalgia pulsatoria.

Pulsationes aliquæ in capite.

Gravitas capitis.

Dolor capitis ex gravitate et contusione compositus.

Frigiditas genarum, manuum et pedum gelida, cum frontis, colli, pectoris calore ardente, quo postea in genam dexteram progresso cum rubore, manus et pedes iterum calorem justum acquirant, pupillis contractis, non dilatabilibus; tum somnus stertorosus.

Frigus totius corporis cum calore faciei, per oculos micante.

Extremitates frigidæ cum calore faciei ardente, calore ardente in oculis, et halitu perquam calente.

Sensus quasi calor et ignis per oculos micaret.

Scintillatio in visu.

Horror posterioris faciei corporis, brachiorum, femorum, dorsi, per accessus repetens, sine frigiditate externa, immo cum caloris interni, sicci sensu et calore externo, maxime frontis et faciei.

Sudores volatici crebri faciei et volarum manus.

Faciei, colli, manuum sudor.

Gemitus involuntarii inter calorem faciei.

Ardor pedum cum pruritu ut in gelatis fieri consuescit.

Calor internus una cum horrore.

Calor externus una cum horrore.

Caloris externi sensus sine calore externo.

Caloris sensus sine calore externo et sine siti.

Delira blateratio nocturna vigil, inter sessum.

Siccitatis linguæ sensus cum siti aquæ, anorexia, calore volatico, sudore faciei, et palpitatione cordis; fame canina subsequa.

Sitis vespertina, et expergiscentia nocturna cum dolore.

Sitis inextinguibilis, lingua sicca.

Ob caloris externi sensum stragulorum intolerantia.

Somnus insomniosus phantasticus.

Maxima anxietas in lecto, non extra, et pupillæ tum citissime mobiles.

Labii inferioris medium rhagade fissum.

Exulcerationes crustosæ in labiorum margine.

Mordacitatis insignis sensus in posteriori linguæ parte et velo palatino.

Vesiculæ supra et infra linguam punctorio lancinanti dolore.

Pulsationes aliquæ in pharynge.

Faucium dolor simplex, motu partium, colli et deglutitione auctus.

Angina parotidea.

Salivatio.

Sapor mucaginosus.

Dentes mucaginosi.

Screatus putridi saporis.

Sapor acidus in ore.

Sapor acidus panis.

Anorexia.

Anorexia coffeæ.

Sapor et appetitus deletus, escæ quodammodo descendere detrectant.

Nulla cibi appetentia, nullus ciborum gratus sapor.

Anorexia quasi a fastidio cibi, sapore non corrupto.

Vesperi escæ ad scrobiculum colli quasi adscendunt, ibique subsistunt, cum plenitudine, nausea vomituritiva et ructibus.

A cibo capto vertigo.

A cibo capto pressio in hypochondriis, ventriculo.

A cibo capto plenitudo ventriculi satura, vel in crastinum diem; vomituritio.

A pastu abdomen intumescens.

Nausea vomituriens cum salivæ in ore affluxu.

Nausea post pastum.

(Vomitus sine ructibus præviis.)

Eructatio escarum.

Post pastum plenitudo, angor et dolor lacerans dorsi in abdomen tendens.

Angustia pectoris, quasi a flatibus in epigastrio cum pressionis sensu restagnantibus et ventriculi dolor, quasi a soda nascitura, postea ardor in spina dorsi.

Restagnatio flatuum in hypochondriis.

Colica flatulenta.

Pressorius in ventriculo dolor quasi a lapide casuro.

Dolor pressorius ventriculi et hypochondrii, respirationem angustans, maxime post potam coffeam.

Glocitatio in latere ad abdomen usque.

Per intervalla rodiens colica, hypochondrio flatibus obsesso, lancinantibus pectus pervadentibus.

Strictorius in abdomine dolor.

Tormina forficanti lacerantia in umbilico et infra ad utrumque latus, cum dolore ossis sacri, quasi a confractione.

Dolor lacerans continuus in abdominis latere, concentratus quasi in globum.

Dolor in abdomine torminosus, qualem in constipatione alvi exoneratio causat.

Molestia in abdomine, quasi a constipatione.

Angor quasi ab alvo deponenda.

Constipatio, quæ ab intestini recti inertia proficiscitur, ita ut alvus non nisi abdominalium musculorum nisu extorqueri queat.

Abdomen durum, tumidum.

Diarrhæa aquea cum (et sine) torminibus discindentibus.

Excrementa muco obducta, vel et in interstitia muco insinuato.

Diarrhæa torminosa mere albo mucosa.

Proctalgia lancinans post sedem singulam.

Impetus in annulum abdominalem , quasi a debilitate temporaria hujus partis, ut in hernia nascitura.

Impetus in uterum, dolorum ad partus instar, cum micturitione creberrima.

Menstrui suppressio cum scrobiculi tumore et scrobiculi pressione anxia , tumore abdominis, doloribus quasi ad partum, et hydrope cutaneo.

Ardor in gula.

Dolor ardens in sterno ad os usque.

Stridulatio bronchiorum in respiratione.

Raucitas à pituita viscida caput laryngis occupante , screatu valido abigenda.

Raucitas catarrhosa arteriæ asperæ et siccitas palpebrarum.

Dolor auctus in ulcere, si quid adest.

In ulcere, si quid adest, arduus et mordax dolor nocturnus cum formicatione in eo et hyperæsthesia inter tactum.

In ulcere, si quid adest, vulsorius et lancinans dolor.

Epistaxis.

Hæmorrhois fluens.

Hæmorrhagia uteri vel in decrepitis.

Vesicæ urinariæ vis imminuta, urinæ radius languidus.

Pupillæ perquam mobiles, citius tamen con-
tractiles.

Dolor quasi ab excoriatione, in cantis oculorum
externis, labiis excoriatis.

(OBSERVATA ALIORUM.)

SENAC, *de recondita febrium interm. et rem. na-
tura, p.* 188.

Mordacem calorem accendit.

CULLEN, *Arzneimittel. Tom. II, p.* 94.

Alvi dejectiones.

Vomitus. *Pringle, Monro, Lind. Rosenstein.*

Præparatio ad usum homœopothicum.

Duodecim attenuationes (VI).

Tota hæc planta, quæ ita est nota, ut ulte-
riore ejus descriptione plane possumus super-
sedere, inde a mense junio ad augustum col-
lecta tincturæ parandæ adhibetur.

Guttæ partis quadrillionesimæ pars minima
dosis est.

Hoc remedium per aliquot dies efficax sese
præstat.

Coffeæ fabæ crudæ, semina fabæ sancti
Ignatii, pulsatilla atque aconitum optima sunt
antidota.

CUPRUM.

Fastidium quadrantem horæ durans.

Nausea quadrantem horæ durans.

Pressio in scrobiculo.

Nausea vomituriens.

Vomitus identidem recurrens, violentus.

Mane pituitosum maxime os.

Sensus in vertice formicans, ut in narcosi obtu-
sus, mistus cum depressionis sensu à vertice deorsum et quodam stupore.

Sensus depressorius in vertice.

Angor.

Sapor dulcis in ore.

Hypochondria per respirationem dolore laceranti
affecta, tactu maxime dolentia, ut à contusione.

Palpitatio cordis.

Vertigo.

Hœmoptysis.

Constrictio pectoris dolorifica.

Tussis.

Respiratio inter tussim intercepta et fere deleta.

Dolor pressorius pectoris.

Lassitudo.

Oculi vacillantes.

Palpebræ statim clausæ, vibrantes.

Sensus omnes evanidi.

Respiratio citissima, vagitosa.

Jactatio.

Pedes frigidi.

Singultus.

Reminiscentia aliquanto citius rediens, quam
  potestas palpebras diducendi et loquendi.

Tussicula respirationem intercipiens.

Tussis indesinens per semihoram, horam, horas
  duas durans.

(OBSERVATA ALIORUM.)

COSMIER, *Wahrnehm. Med. chirurg. Altenb., III.*
  p. 3o8.

Dolores atroces ventriculi.

Convulsiones extremitatum.

Ululatus quasi ranarum.

Amentia timida aufugere conantis.

Oculi prominentes, splendentes.

Tormina.

Ventriculi debilitas.

Dolores intra scapulas, in cubiti flexione, in
  genuflexione.

LAZERME. *De morbis capitis*, *p.* 253.

(a denario deglutito.)

Epileptici insultus per intervalla brevia recurrentes.

PFUNDEL, *in Hufeland's Journ.. d. pr. II. Arz.*, *p.* 274.

(a granis duobus cupri ammoniaci.)

Obtenebratio visus.

Anxietas.

Mador cutis.

Enuresis.

Pulsus celerior.

Mens exaltata.

(a granis sex.)

Vomitus vehemens bilis meræ.

Vomituritiones cum torminibus spasmodicis in abdomine.

Paroxismi epileptici.

Paroxismi asthmatis; pectus angustatum, respiratio difficilis, fere ad suffocationem usque.

Post proximos epilepticos et asthmaticos, vomituritiones spasmodicæ, subsequa intermissione vix semihoræ.

Caput tumidum.

Facies rubra.

Pulsus plenus naturalis tamen velocitatis.

Lapsus virium insignis; nec artus movere, nec verbum proferre potest.

Impos animi.

Constipatio per septem dies.

Vomituritio.

Ardoris sensus in ventriculo.

Secessus copiosus urinæ fœtidæ, viscidæ, turbidæ sine sedimento.

Sudor nocturnus validus.

J. Horstius, ap. Schenk, lib. VII. obs. 223.

(a scobina ex campana in adulta.)

Vomitus violentus.

Diarrhæa vehemens.

Corporis tumor.

Capitis dolores immanes.

Ventriculi dolores immanes.

Vertigines.

Punctiones.

Phrenitis.

Post mentem receptam rosiones et punctorii dolores in ventriculo, quasi acubus transfixus esset.

Nota. Les symptômes ci-dessus sont extraits de l'ouvrage de Hahnemann : *De viribus medicamentorum positivis , sive in sano corpore humano observatis*, imprimé pour la première fois en 1805.

Præparatio ad usum homœopathicum.

Cuprum metallum coloris singularis, qui medius est inter fuscum et rubrum, tenax, densum, durum atque elasticum in tenuissimas laminas duci potest, atque aeri humido expositum cum oxigene conjungitur.

Granum hujus metalli unum in lapide tenerioris compagis sub aqua terendum est, ut inde attenuationes modo remediorum antipsoricorum parari possint.

Guttæ partes sextillionesimæ, vel octillionesimæ, vel decillionesimæ pars minima *secundum morborum naturam* atque ægrotorum conditionem danda est.

Puri metalli efficacitas spatio quindecim dierum, vel trium hebdomadum circumscribitur.

Semina cocculi, nux vomica, hepar sulphuris, ipecacuanha, hydrargirium, belladona, dulcamara, et china antidota sunt.

Remedium ratione indicata paratum cuprum aceticum superfluum reddit.

FIN.

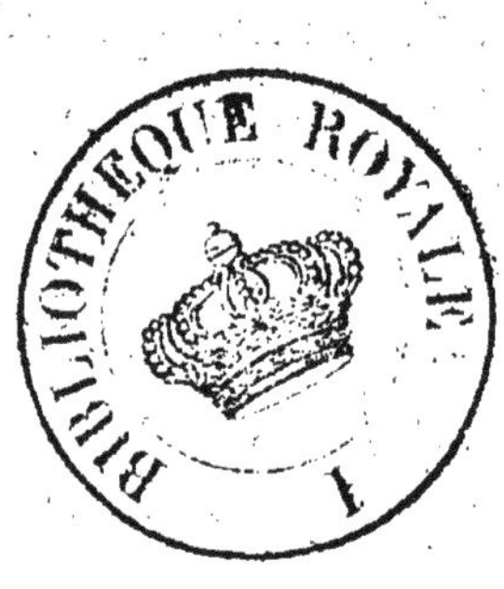
BIBLIOTHEQUE ROYALE

www.ingramcontent.com/pod-product-compliance
Ingram Content Group UK Ltd.
Pitfield, Milton Keynes, MK11 3LW, UK
UKHW022305070726
13614UKWH00002B/564